"博学而笃志，切问而近思"　　"正其谊不谋其利，明其道不计其功"

《论语》　　　　　　　　　　　《春秋繁露》

复旦大学医学课程思政系列教材

总 主 编　袁正宏
执行总主编　吴　凡
副总主编　张艳萍　徐　军

病理生理学
思政案例集

主编　王新红　孟　丹

编者（按姓氏笔画排序）
　　王新红　支秀玲　吕　雷　向　萌　李晓波
　　陆　超　孟　丹　徐　晨　梁倩倩

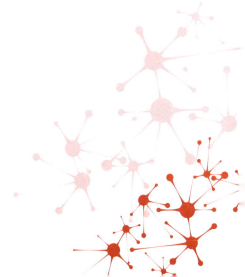

复旦大学出版社

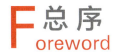

高校思政工作事关重大,课程思政是思政教育取得实效的关键一招。

2016年,习近平总书记在全国高校思想政治工作会议上强调,高校思想政治工作关系高校培养什么样的人、如何培养人以及为谁培养人这个根本问题。 2017年,中共中央、国务院印发《关于加强和改进新形势下高校思想政治工作的意见》,提出加强和改进高校思想政治工作的基本原则之一是"坚持全员全过程全方位育人"。 同年教育部党组印发《高校思想政治工作质量提升工程实施纲要》,明确"坚持育人导向,突出价值引领"。 2020年5月,教育部印发《高等学校课程思政建设指导纲要》,提出"落实立德树人根本任务,必须将价值塑造、知识传授和能力培养三者融为一体、不可割裂"。 上海教育界积极响应中央号召,在2020年《关于深入推进上海高校课程思政建设的实施意见》中提出课程思政建设的基本内涵、总体目标和核心内容。 复旦大学上海医学院积极响应、付诸实践。

上医师者,明理知义。 大家深知医学人才培养是健康中国建设的关键生产力,是人民满意的卫生事业的基础;高等医学教育肩负着为国家培养健康守护者的光荣使命;医学生将来从事的是"健康所系,性命相托"的神圣事业。 同时,大家也深知基础医学是医学生进入医学领域的第一步,在基础医学教育阶段将课程思政融入日常课程教学,加强医学生的德育教育,将为各类医学专业学生的发展奠定良好的思想政治基础,责任重大。

基医实践,自成特色。 复旦大学基础医学院在医学人文教学实践的基础上,积极探索并实践课程思政,2019年获得"上海高校课程思政领航计划-重点改革领航学院"称号。 学院鼓励各教学团队探索具有学科特色的课程思政,寓价值观引导于学科知识传授和能力培养之中,切实落实"立德树人"的目标。 各教学团队教师积极深入挖掘医学专业课程思政元素,把共产主义理想信念、社会主义核心价值观、人文精神与素养、学校与学科发展史等有机融入专业教学,凝练内涵丰富、鲜活生动、直击心灵、引起共鸣的课程思政案例,培养学生"亲其师,信其道",实现育人与育才有机统一。各类课程思政案例的融入丰富了教学内容,活跃了课堂氛围,使课程思政与专业知识交织交融、相辅相成，起到拨动心弦、催人奋进的点睛之效。

案例精选，沉淀提升。本系列教材汇集了复旦大学上海医学院教师近年来在教学中引入的课程思政案例。普通民众、有志于学医的中学生和医学生阅读本丛书，可了解医学的发展进程，拓展知识，加深对医学专业知识的理解。国内医学院校教师阅读本丛书可开拓思路，借鉴和参考相关案例，在向学生传授知识、培养其能力的同时，将思政元素有机融入，塑造学生的世界观、人生观和价值观，更好地担起学生健康成长引路人的责任。

立足新时代，思政教育任重道远；培养时代新人，课程思政责无旁贷。希望本课程思政系列教材能起到抛砖引玉，增进医学院和社会、医学院校间相互交流的作用。

2023 年 1 月

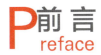

2016年全国高校思想政治工作会议召开以来，医学教育战线围绕立德树人的根本任务，进一步深化教育教学改革。2020年，国务院办公厅印发《关于加快医学教育创新发展的指导意见》（简称《指导意见》），明确提出要发挥课程思政作用，培养仁心仁术的医学人才。在《指导意见》和全国高校思想政治工作会议讲话精神的引领下，在复旦大学上海医学院"课程建设、实践基地、理论教材"三位一体人文思政教育体系的启发下，我们将病理生理学的人文思政教育和知识能力培养有机融合，编写了这本《病理生理学思政案例集》，努力为病理生理学课程思政建设添砖加瓦。

病理生理学是研究疾病发生发展过程中功能、代谢改变规律及其机制，并且与临床医学密切结合的基础医学重要的"桥梁学科"，是面向临床医学、基础医学、法医学、临床药学、护理学以及公共卫生专业等专业开设的必修课程。多年教学实践表明，《病理生理学》课程理论学习和实践过程蕴含着丰富的人文思政教育案例和元素，而本书的编写过程就是对在病理生理学专业教学过程中如何推进人文思政教育的有益探索和实践。编写团队希望将思想价值引领贯穿于教学计划、课程内容、教学评价等主要教学环节，使学生对病理生理学学科的形成、发展有科学的认识；对从事医学、病理生理学研究与教育的医学前辈之光荣事迹有深刻的感悟；对将病理生理学知识应用于临床实践有充分的信心。本书将价值导向与知识传授相融合，在知识传授、能力培养的过程中，弘扬社会主义核心价值观，传播爱党、爱国、积极向上的正能量，培育学生求真务实、实践创新、精益求精的科学精神，培养学生为人群服务的使命与担当，达到"立德树人"的教学效果。

在精心编写本书的过程中，我们得到了基础医学院教学管理部门的大力支持。本书的出版是编写团队在推动医学课程思政建设中的探索和尝试，由于水平有限，难免存在错误和不足之处，欢迎使用本书的师生不吝批评指正。

王新红 孟 丹
2023年1月

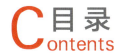

第一章 绪论

案例一:复旦大学上海医学院病理生理学科发展简史 / 1
案例二:带你走进动物实验伦理 / 5
案例三:从幽门螺杆菌和促胰液素的发现谈科学中的"质疑与
　　　　创新" / 9

第二章 疾病概论

案例一:闻玉梅院士与传染病的斗争 / 13
案例二:"糖丸爷爷"顾方舟 / 16
案例三:基因检测技术与"基因歧视" / 18
案例四:让生命有尊严地走完最后一程 / 21
案例五:中国人工合成牛胰岛素的曲折经历 / 23

第三章 水、钠、钾代谢紊乱

案例一:水通道蛋白的发现 / 26
案例二:"儿科医生荒"亟待解决 / 29
案例三:神经性厌食症引起的低钾血症 / 32
案例四:"灾难医学" / 34

第四章 酸碱平衡紊乱

案例一:酸碱体质大骗局 / 39

案例二：卓越的医学科学家阿道夫·库斯莫尔 / 42
案例三：癔症患者与呼吸性碱中毒 / 46
案例四："呼吸治疗师"新职业 / 48

第五章　缺氧

案例一：我国高原医学开拓者：一辈子跟"缺氧"较劲的吴天一院士 / 52
案例二：细胞如何感知和适应氧气供应的机制与临床应用 / 56
案例三：缺氧与脑卒中 / 59
案例四：中国航天史上的突破——"飞天"航天服 / 60

第六章　发热

案例一：疟疾以及抗疟药的研究 / 64
案例二：寻找"不明原因发热"病因 / 68
案例三：青霉素发现 / 71

第七章　应激

案例一：压力学之父——汉斯·塞里 / 74
案例二：创伤后应激障碍（PTSD）：比你想象的更为常见 / 80

第八章　细胞凋亡异常与疾病

案例一：凋亡的发现与研究历史 / 86
案例二：宫颈癌疫苗发明者 / 90
案例三：化毒为药——三氧化二砷（砒霜）治疗白血病 / 93
案例四：艾滋病的传播及现有防治手段 / 95

第九章 缺血-再灌注损伤

案例一：中国学者对世界显微外科的贡献 / 98
案例二：认识"双刃剑"自由基 / 102
案例三：葛均波院士永不止步的探索之路 / 106

第十章 休克

案例一：科学献血不会引起失血性休克 / 109
案例二：微循环的发现 / 111
案例三：休克治疗的中西医认识 / 116

第十一章 凝血与抗凝血平衡紊乱

案例一：常见的"罕见病"——血友病 / 119
案例二：从毒药到经典抗凝药——华法林的前世今生 / 122
案例三：让一类新药研制造福于民 / 125
案例四：成功抢救羊水栓塞产妇背后的故事 / 128

第十二章 心功能不全

案例一：我国风湿性心脏病防治进展与《开普敦宣言》/ 132
案例二：高强度运动与心血管不良事件的防范 / 136
案例三：洋地黄抗心力衰竭简史 / 139

第十三章 肺功能不全

案例一：慢性阻塞性肺疾病与《健康中国行动（2019—2030 年）》/ 144
案例二："没有硝烟的战争" / 148
案例三："一呼一吸人间世，一撇一捺世间人" / 152

第十四章 肝功能不全

案例一：丙型肝炎的发现与治疗 / 156
案例二：甲胎蛋白与诊断早期肝癌 / 159
案例三：肝移植手术的开创者 / 161

第十五章 肾功能不全

案例一：急性肾损伤与"信任" / 167
案例二：维持性血液透析与相关抑郁症 / 170
案例三：肾移植与人体器官捐献 / 174

第一章 绪 论

案例一 复旦大学上海医学院病理生理学科发展简史

一、教学目标

（一）教学目标

了解病理生理学（pathophysiology）的性质、任务及特点；熟悉病理生理学的发展简史和未来趋势；了解复旦大学上海医学院（简称上医）病理生理学科的发展历程。

（二）思政目标

通过对我校病理生理学科发展历程及前辈的介绍，由学科发展历史引申到现实，由前辈榜样引入到学生自身成长，在教学中激发学生产生共鸣的情感，深刻理解上海医学院院训和上海医学院精神的内核，激发学生树立"家国情怀"的使命感和担当感。

二、案例

我国病理生理学创建于20世纪50年代。1985年，成立了国家一级学会——中国病理生理学会，并相继成立了门类齐全的专业委员会。1986年，《中国病理生理杂志》出版。我国于1991年成为国际病理生理学会的成员国及组建国。为了配合不同层次的教学，出版多种病理生理学教科书和参考书，1955年，上海第一医学院响应国家要求，由我国著名血液学家朱益栋教授任首届主任，成立了病理生理学教研室。历经了上海医学院90余年的历史积淀和病理生理学60余载的风雨历程，经过几代上海医学院病理生理学工作者的努力追求，上海医学院病理生理学不仅学术成绩卓著，并且在医学专业人才培养以及服务社会方面也在中国病理生理学发展史上留下了浓墨重彩的一笔。回顾上海医学院病理生理学光荣的发展历史，我们可以看到朱益栋教授、程立教授等多位上海医学院老一辈科学家、教育家践行"正谊明道"上海医学院院训的缩影和印证。

(一) 朱益栋教授

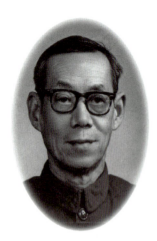

图 1-1 朱益栋教授
（1911—1986）

曾任上海第一医学院副院长的朱益栋教授（国家三级教授）是我国著名的病理生理学家和血液学专家、医学教育家，是中国病理生理学的奠基人之一（图 1-1），同时也是众多上海医学院前辈教书育人的楷模代表之一。在上海医学院校友会的"上医人杰"专栏和上海医学院校史馆中我们都可以找到有关朱益栋教授的生平事迹介绍。

1937 年，朱益栋教授毕业于国立上海医学院医学系，获医学博士学位，留校从事临床教学和科研工作。抗日战争时期，1939 年随医学院内迁到昆明市，后又到重庆市，在艰苦的生活、工作条件下，坚持从事内科临床和教学工作。1945 年，抗日战争胜利后，随医学院返回上海，在中山医院和红十字会总院担任内科主治医师。1946 年，公费赴美国深造，在俄勒冈州立大学医学院师从著名的血液学权威奥斯古德（Osgood）教授。1947 年回国，任国立上海医学院内科副教授、中山医院主治医师和检验科主任，从事血液病学和实验诊断学的教学和研究工作。1952 年后，朱益栋教授服从组织安排，历任上海第一医学院副教务长、副院长。1955 年，卫生部决定在全国高等医学院校的基础医学教学中开设病理生理学课程，他受学校的委托筹建上海第一医学院病理生理学教研室，并任主任教授。朱益栋教授从原先熟悉的临床工作，转而从事基础医学教学和研究工作，他欣然接受学校的安排，调整适应这种巨大的变化，为上海医学院病理生理学学科的创建、发展呕心沥血、忘我工作。

朱益栋教授为新中国的医学教育和血液学科研工作作出了卓越贡献。他严谨的治学态度、不计个人得失的可贵品质以及忠于社会主义事业的崇高信念，给后辈青年留下了宝贵的精神财富。早在 20 世纪 40 年代，朱益栋教授有关白血病骨髓细胞的研究成果就发表于 *Blood* 和 *Cancer Research* 等著名杂志上，并逐渐成为著名的血液病学专家之一。50 年代中期以后，他领导的病理生理学科研团队在我国"实验性小鼠白血病病因学"领域进行了系列开创性研究，1982 年，科研成果获卫生部科研成果甲级奖。并且，在他的领导和支持下，上海医学院病理生理学教研室的科研力量迅速发展、成绩显著，其中"移植免疫和单克隆抗体研究组"和"微循环障碍和休克研究组"的科研成果也分别获得卫生部甲级奖和上海市卫生局重大医学科技奖。朱益栋教授的学术地位在血液学和病理生理学领域得到广泛认可，历任中国生理科学会副理事长、病理生理学会副主任委员、国家科委医学专业组组员、卫生部高等教育医学专业教材编审委员会副主任，《上海医学》《中华血液学杂志》和《生理科学进展》编委等学术职务。

朱益栋教授的一生献给了医学教育事业，是教书育人的楷模。在担任上海第一医学院副教务长期间，对当时的院系调整和教学改革做了大量工作。受学校的委托，白手起家筹建病理生理学教研室,克服师资力量缺乏的困难,编写教材,开设实验课,主编了《病理生理学讲义》,由他精心修改、审阅,供教学使用。他在教学第一线亲自为学生讲课,虚心听取师生建议,教学条理清楚,说理透彻;他主张严格的基础训练、理论联系实际的启发式教学方法,深受学生好评。他对本科生、研究生教育极为重视;在教师和研究生培养上也倾注了大量心血,为我国培养了数以千计的高级医学人才。在业务上对每个教师因材施教,从辅导外文、介绍最新文献资料,到对教材和论文的逐句推敲修改,一丝不苟。他以身作则,刻苦治学。在病理生理学教研室里,有一个小小的图书馆,这是一个装了近万张文献摘要的卡片柜,这些卡片是朱教授勤奋学习的见证。他利用自己分分秒秒的宝贵时间,摘录下一张张文献资料卡,分类精确,便于查阅。教研室的老师中谁在学习和科研上遇到疑难问题,朱教授都可以在这些卡片中为他找到答案。在那电脑尚未普及的年代,老一辈科学家、教育家就是这样一丝不苟、勤奋耕耘,用辛勤的汗水给我们留下勤奋好学、严谨求实的精神力量。经过十几年的努力,病理生理学教研室有了一支结构合理的师资队伍,有了明确的学科发展方向,也形成了严格的教学制度。

朱益栋教授待人接物坚持原则又平易近人,他一生秉承"正派做人,踏实工作"的信条和作风,不论是担任教研室主任、副教务长时,还是升任副院长后,总是严以律己,从不假公济私。他热爱祖国、热爱社会主义,在抗日战争开始后,在艰苦的大后方坚持医疗、教学和科研工作。1951年,他响应祖国号召,参加了上海抗美援朝医疗队,奔赴东北为中国人民志愿军伤病员服务。经过广泛的社会实践,他深信只有中国共产党的领导才能使国家富强、民族复兴,并于1957年光荣地加入了中国共产党。十年动乱中,他受到极左路线的迫害,但他的信念从未动摇。1979年,朱益栋教授被评为上海市劳动模范,1984年被评为医学院优秀党员。退居二线以后,受党委委托,担任上海医科大学校史编写委员会主任,仍努力工作,直到病重卧床还和有关同志讨论校史编写工作。

(二) 程立教授

程立教授是我国著名病理生理学家,1984年起担任上海医科大学病理生理学教研室主任(图1-2)。他于1945年参加新四军,1948年加入中国共产党,参加过解放战争中的潍县战役、济南战役和淮海战役,立三等功和四等功各一次。1953年,毕业于上海第一医学院,毕业后留本校生理学教研室。程立教授一直从事病理生理学教学和白血病病毒病因学研究。历任上海医科大学研究生院院务委员、中国病理生理学会常务理事及肿瘤专业委员会首任主任、《中国病理生理杂志》常务编委和顾问等职,主编《病理生理学进修教材》等20余部著作,发表论著120

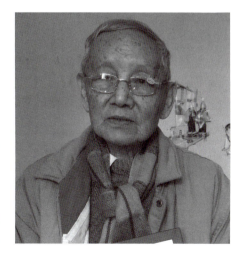

图1-2 程立教授(1927—)

余篇。一生主要致力于白血病病毒病因学的研究,获得卫生部科研成果甲级奖和国家教委科技进步二等奖、国家教委二等奖、三等奖等。曾获上海市有突出贡献的中青年专家称号和国务院特殊津贴。其业绩曾入编《中国当代自然科学家总传》和英国剑桥《世界知识界名人录》等。

程立教授在战火纷飞和白色恐怖的岁月中,为了民族的独立和人民的解放、为建立新中国,将个人生死置之度外,毅然投身于革命的滚滚洪流中;参加革命后,认真遵守各项纪律,一切听从党指挥,服从组织安排,迅速成长为一名合格的革命战士,为建立共和国立下了功劳。新中国成立后,仍然一如既往地奉献出了自己的光和热,把自己的全部精力用在国家的教育和科学事业上。他廉洁奉公,为人正直,处事公道,以身作则,一身正气,两袖清风,保持和发扬党的优良传统,多次受到上级的表扬和奖励。他热爱祖国、追求真理,为党育人、为国育才,培养了大量医学人才,为党奉献,从不计较个人的名利和得失。程立教授的工作作风踏实,治学态度严谨。几十年来,不管是严寒酷暑,总是勤奋读书。他虽然生活俭朴,但是拿出自己省吃俭用攒下的10万元赠予我校,设立了"病理生理学青年奖励基金",旨在奖励在教学、科研工作中有突出成绩的年轻人。他说:"我衷心地祝愿上医发展得越来越好,年轻人发展得越来越好。"他热爱母校,热爱医学事业,他的一言一行自始至终都表现着老一辈"上医人"一心为国为人民的崇高精神和可贵品德。

三、专业知识

(一) 病理生理学的性质、任务及特点

病理生理学是研究疾病发生、发展过程中功能和代谢改变的规律及其机制的学科。其主要任务是揭示疾病的本质,为建立有效的疾病诊疗和预防策略提供理论和实验依据。病理生理学是联系基础医学与临床医学的重要"桥梁学科",主要讨论患病机体功能和代谢变化的特点和规律,与生理学(注重正常机体功能)、生物化学(注重正常机体代谢)、病理学(注重患病机体形态改变)和内科学(注重具体疾病的症状、体征和诊治)等课程有密切联系。

(二) 病理生理学发展简史

病理生理学的起源可追溯至公元18世纪,意大利解剖学家创立器官病理学(organ pathology);公元19世纪末,德国病理学家利用光学显微镜创立了细胞病理学(cellular pathology);几乎与此同时,法国生理学家开始利用动物复制人类疾病模型,用实验手段研究疾病发生过程中功能、代谢和结构的变化,形成了病理生理学的前身——实验病理学(experimental pathology)。

四、融入的人文思政元素

（一）学习前辈楷模

在学术成就和社会贡献上有重要影响力的上海医学院前辈们是我们新一代"上医人"的楷模与榜样。他们是践行"正谊明道"校训的优秀代表和缩影，也是体现"为人群服务"精神的先进楷模和榜样，是上海医学院校史的一笔宝贵精神财富。

融入：病理生理学科发展简史。

（二）传承上医精神

从朱益栋教授开始主编全国统编教材《病理生理学》到现在，上海医学院病理生理学的多位教授都先后主编和参与编写了目前为止更新到第九版的病理生理学统编教材。这些教材不仅仅是一套教材传承，更是"上医精神"的现实传承。如今，我们新时代的"上医人"迎来了历史发展新机遇，同样也面临着新挑战。我们作为新一代"上医人"，一定要牢记这些宝贵的人文精神财富，树立对上海医学院辉煌历史的荣誉感、自豪感；在新时代的浪潮中，树立身为"上医人"的使命感，继承和发扬"上医精神"；增强为国家医学发展和服务社会、人群健康事业而不懈努力的历史责任感。将"为人群服务"的"上医精神"践行于自身的成长过程，为上海医学院的发展添砖加瓦，继续谱写上海医学院的辉煌篇章。

融入：病理生理学未来发展趋势。

案例二 带你走进动物实验伦理

一、教学目标

（一）教学目标

了解病理生理学的理论知识来源于实验研究。作为一门与疾病联系密切的课程，病理生理的实验课在学生学习中占有重要地位。掌握病理生理学实验课的特点是大量用于复制人类疾病模型的动物实验，充分理解以动物实验为基础的实验课是学生巩固理论知识，培养科研思维、实验技能以及综合分析能力的重要手段。

（二）思政目标

医学院校是医学生接触医学的第一道大门，动物实验是医学生学习、研究中必不可少的一个重要组成部分。本案例以介绍病理生理学这门依赖实验研究的学科的主要学习内容和学习方法为契机，引入动物实验伦理的发展和现状，引导学生关注动物实验伦理，思考动物实验伦理的争议，从而树立正确的动物实验伦理观，在其今后的科学研究中重视动物福利，严格践行各项科学伦理的要求。通过本案例的引入，让医学生了解实验动物伦理有关的法律法规，理解动物实验应该遵循的"3R"原则——减量化原则（reduction）、优化原则（refinement）及替代原则（replacement），和实验过程中的镇静、麻醉、减少痛苦措施以及实验结束后的安乐死处死措施等。

二、案例

动物实验历史悠久，甚至可以追溯到公元前 4 世纪的亚里士多德时期。动物实验伴随着生物医学研究工作的全过程，任何与人类健康、生存环境密切相关的科学成果，都极大地依赖动物实验工作的支撑。换言之，动物实验在保障人类生命健康过程中不可或缺，其发挥的重要作用也毋庸置疑。同时，我们必须承认，历史上的确也发生过多起没有价值、有违道德、饱受人们诟病的动物实验。因此，动物实验自始至终充满争议，尤其是近年来，随着动物保护运动的兴起，动物实验面临着严峻的伦理学挑战。如何使生命健康领域教学和科研中的动物实验符合伦理学要求，并且切实保护实验动物的伦理，成为了大家关注的问题。

（一）动物实验的伦理学争议

伦理学认为，一个实体是否有权利，取决于它是否有自己的生活。实验动物具备感受痛苦的能力，具备自己的生活和利益。因此，实验动物具有内在价值。换言之，如果它受到伤害，它会感到痛苦，并且会影响它的利益。目前，动物实验伦理学的争议主要有 3 种观点：①使用实验动物使人类获益，可以接受为此伤害少数动物。②实验动物在研究中遭受的痛苦程度高、数量大，人类虽然有所受益，但不能为此提供合理的伦理学辩护。③目前，在尚无完全代替动物实验方法的情况下，我们不能全部禁止动物实验，但必须将动物实验的利害得失加以权衡，采取一切合理的措施，将可能带来的伤害最小化、实验产生的潜在受益最大化。显然，就目前的现实而言，绝大多数科学家、动物伦理学家和动物保护人士支持第三种观点，并在对待动物实验问题上基本达成了共识。

（二）动物实验的伦理准则

在生物医学研究中使用实验动物的伦理准则是基于对研究中利用的动物具有全面认识的基础上发展而来的，其核心是"伤害最小化和受益最大化"，主要包括以下几个要素。

1. **研究具有良好的伤害-收益比**　首先要确定利用动物进行研究的正当性，即提供有力证据表明在生物医学研究中利用动物进行研究，对于人类理解疾病机制、发现有效药物具有明显受益；同时采取合理措施保护动物福利。

2. **研究中必须遵循 3R 原则并且维护动物福利**　代替、减少和优化，被简称为 3R 原则。"代替"是指要求研究人员尽可能通过使用其他技术达到同样的研究目的。例如：利用数学模型、计算机模拟以及回顾性和前瞻性流行病学调查以代替或避免使用活的动物；利用微生物、体外制剂、细胞培养物、非脊椎动物和脊椎动物胚胎代替活的整体动物实验等。"减少"是指研究人员为了确保能够获得有意义的研究结果,在寻求统计学显著差异时,通过改进实验技术和数据分析技术,分享其他研究人员的数据或信息,力求最少地使用和牺牲动物。"优化"是指研究人员应该采取一切手段尽可能地减少动物的痛苦,减轻它们的疼痛和紧张。例如使用非侵入型技术或无痛方法、改善动物生活条件、改进对动物的医疗护理,以及在不可能挽救其生命时采取安乐死技术等一系列措施。对于为协助人类研究而牺牲的动物,提倡以合适的方式予以纪念。国际上对动物实验福利也有较为明确的有要求:①动物居住空间应符合标准,注意日常饲育管理,不使动物陷入饥饿、缺水和疾病;②在必须使用犬、猫和猴时,在实验前应进行训练,尽可能减少动物的恐惧和不安;③实验结束和动物不可能恢复时,应采取安乐死;④要爱护动物并对由于实验死亡的动物持有怜悯和感谢之情。

3. 研究机构建立动物实验伦理委员会审查制度 由涉及动物研究的机构或者若干研究机构一起建立动物实验伦理审查委员会,对动物实验方案进行伦理审查,审查内容一般包括:①基于受益/伤害的分析评估,证明在研究中利用动物是正当且必要的,避免不必要的重复动物实验。②考虑是否有可代替动物进行研究而能达到同样科学目的的其他选项。③研究目的及实验设计中动物种类和数量的依据是否充分。④研究过程对动物可能造成的效应,如疼痛、痛苦、紧张,以及如何减轻对动物的伤害。⑤在研究过程中如何改善动物的待遇,包括动物的获得、运输、饲养、最大限度旅程时间及最低限度的空间要求等。并且,研究者在给学术杂志投稿或者递交项目申请书时,应说明该项研究已经通过机构伦理审查委员会的审查,并获得了批准文件。

(三) 动物实验伦理学的进展

1959 年,拉塞尔(W. M. S. Russell)和博奇(R. L. Burch)就在《人道主义实验技术原理》中提出了著名的 3R 原则。目前,世界上 100 多个国家和地区建立了较完整的动物福利法规,细化了专项法律,要求任何动物实验都要获得实验动物伦理委员会的批准才可以进行实验。

我国于 1988 年出台了《实验动物管理条例》,2002 年出台了《实验动物许可证管理办法》和《实验动物国家标准》。我国的实验动物伦理工作起步较晚,目前正处于快速发展阶段。相继出台的《实验动物许可证管理办法》《实验动物质量管理办法》等一系列法规也极大地推动了我国实验动物伦理的发展和完善。2006 年 10 月,国家科技部发布了《关于善待实验动物的指导性意见》,这是我国第一部专门指导科技人员重视实验动物伦理的政策性文件,对实验动物的饲养、应用、运输、管理等制定了行为规范。2007 年 1 月 1 日施行的《国家科技计划实施中科研不端行为处理办法(试行)》,明确将"违反实验动物保护规范"列为 6 种科研不端行为之一。目前,我国所有的动物实验都必须通过实验动物管理委员会(Institutional Animal Care and Use Committee,IACUC)的审核才能开展。IACUC 并不是一个特定的组织机构,如前所述,任何开展动物实验的机构都应当成立自己的 IACUC,并且任何涉及动物实验的学术论文在投稿时,都应向期刊提供

IACUC出具的伦理证明。IACUC审核严格遵守"四不"原则：不符合标准的实验动物不应购买；不符合标准的实验环境不应使用；不符合标准的实验不应开展；不符合标准的实验成果不应发表。上海医学院作为实验动物伦理实施相对较早的院校，其实验动物的审查也需要获得校内的"实验动物伦理委员会"的批准才可以申报实施。其中，药学院、基础医学院等都是成立"实验动物伦理委员会"较早的单位；并且上海医学院校园西区有一块默默矗立的"实验动物纪念碑"，也是在医学院同学的倡议下而设立的。这些措施体现了人道主义精神，也是从管理部门到医学生个人为促进实验动物伦理的发展和进步所作出的努力和贡献。

三、专业知识

（一）病理生理学实验课程的特点

病理生理学的理论全部来源于实验研究。通过课题设计、具体操作、观察以及对实验结果的分析，验证理论知识，更能推动理论的更新和发展。因此，实验研究可以培养独立思考、提出科学问题、分析和综合的能力，及其实践技能。病理生理实验的特点是大量涉及人类疾病模型的复制，包括疾病模型的整体动物，动物离体器官、组织及细胞。

（二）动物实验伦理学的概念

实验动物对于医学的发展有着重要作用。随着科学技术的发展，实验动物伦理问题也得到人们的广泛重视。动物伦理学是广义的生命伦理学的分支，主要是指人在利用动物的所有方面面临的规范性问题或伦理问题。实验动物伦理学主要涉及饲养动物以提供生物医学研究中的人类疾病模型、组织器官供体、临床前研究的受试等过程中的伦理问题。

四、融入的人文思政元素

（一）实验动物伦理学是人道主义精神的重要体现

我国多部门发布的《实验动物管理条例》《善待实验动物的指导性意见》等明确规定，实验动物的繁育、交易、管理等相关工作都必须获得专业资质，在获得许可、接受监管的前提下，合理、人道地进行。上海医学院在实验动物伦理方面做了大量工作，同学们自发倡议建立实验动物纪念碑，这些都启发着学生思考实验动物为人类医学作出的不可磨灭的贡献，引导医学生在今后的实验中培养科学严谨的实验精神以及遵循科学伦理的人文精神。

融入：实验动物伦理学的概念及相关管理规定。

（二）遵循动物实验伦理的要求是每位从事实验动物工作人员应尽的义务

从事实验动物工作的任何人员对实验动物必须爱护，不得戏弄或虐待。在实验过程中,应将动物的惊恐和疼痛减少到最低程度;处死实验动物时,须按照人道主义原则实施安死术,确认动物死亡后,方可妥善处置尸体。

融入：病理生理学实验课程的特点和重要地位。

案例三 从幽门螺杆菌和促胰液素的发现谈科学中的"质疑与创新"

一、教学目标

（一）教学目标

病理生理学是一门理论性和逻辑性很强的课程。通过对学习方法的介绍,强调教材编写中采用的知识体系一般为本领域目前阶段公认的理论和取得共识的学说。但是科学是不断发展的,即使是公认的理论也存在错误或不完善的可能。要求学生体会病理生理学课程的特点,在学习中充分运用辩证的思维和方法。

（二）思政目标

通过"幽门螺杆菌的发现"和"促胰液素的发现"两个案例的介绍,引导学生意识到科研工作者需要有摆脱传统概念束缚以及质疑学术权威的勇气,坚持自然科学唯物主义才能有创新和发展。

二、案例

（一）幽门螺杆菌的发现

医学界对幽门螺杆菌与胃部疾病关系的认知经历了缓慢的历程。长期以来,人们一直认为没有任何细菌能够长时间在胃部强酸的环境下生存。因此,胃溃疡患者通常会以中和胃酸及减少胃酸分泌的药物来治疗,但经此方法治疗后大多会复发。

1979年,病理学医生罗宾·沃伦（Robin Warren）在慢性胃炎患者的胃窦黏膜组织切片上观察到一种弯曲状细菌,并且发现这种细菌邻近的胃黏膜总是有炎症存在。1981年,消化科临床医生巴里·马歇尔（Barry Marshall）与罗宾·沃伦合作,以100例接受胃镜检查及活检的胃病患者为对象进行研究,证明这种细菌的存在确实与胃炎相关。并且这种细菌还存在于所有十二指肠溃疡患者、大多数胃溃疡患者和约一半胃癌患者的胃黏膜中。

经过多次失败之后,马歇尔从胃黏膜活检样本中成功培养和分离出幽门螺杆菌。为了进一步证实这种细菌就是导致胃炎的罪魁祸首,马歇尔和另一位医生不惜喝下含有这种细菌的培养液,结果大病一场。基于这些结果,马歇尔和沃伦提出幽门螺杆菌涉及胃炎和消化性溃疡的病因学。1984年4月,他们的成果发表于在世界权威医学期刊《柳叶刀》(Lancet)上。至此,医学界才开始改变对胃病的看法。1994年,美国国家卫生研究院(NIH)提出大多数常见的胃炎疾病均由幽门螺杆菌所造成,在治疗过程应加入抗生素。

2005年10月,瑞典卡罗林斯卡研究院宣布,2005年度诺贝尔生理学或医学奖授予这两位科学家,以表彰他们发现了幽门螺杆菌以及这种细菌在胃炎和胃溃疡等疾病中的作用。

(二) 促胰液素的发现

从1850年到1902年,促胰液素(secretin)的发现是一个曲折而充满挑战的漫长过程。早在1850年,法国生理学家克劳德·伯纳德(Claude Bernard)就已经发现酸性食物进入小肠引起胰液分泌的现象,但这在当时并没有引起其他科学家的注意。1894年,俄国巴甫洛夫实验室的研究人员再次证实这一现象。当时,巴甫洛夫实验室在消化生理学方面的研究贡献已在国际上享有盛誉,受其影响,在这个时期,生理学界对神经反射主导的理论深信不疑。"神经论"具有不可撼动的统治地位。换言之,巴甫洛夫学派理所当然地认为酸性物质引起的胰腺分泌是一个神经反射。因为在此之前,他们已经观察到刺激迷走神经和内脏大神经都能引起胰腺分泌。1896年,巴甫洛夫的另一个学生在分析机制的系列实验中发现:彻底切断动物的双侧迷走神经、双侧内脏大神经,并且毁损了延髓以后,预期应该消失的这个酸性物质引起胰液大量分泌的现象居然还存在;即使切除太阳神经丛,毁坏脊髓甚至切去胃的幽门部,盐酸溶液仍能引起胰液分泌。受神经反射论主导思想的束缚,巴甫洛夫学派只能修正过去的神经反射学说,提出小肠黏膜和胰腺腺泡之间存在一种顽固的"局部短反射"作用的理论,认为反射中枢位于胰腺表面的神经节中。不难看出,这个机制的解释依然在想方设法把实验的结论向神经反射论靠拢。后来,法国科学家韦尔泰梅(A. Wertheimer)在1901—1902年间,在法国实验室独立进行实验,其中重要的发现包括:①盐酸溶液注入犬的上段小肠,会引起胰液分泌;而盐酸溶液直接进入血液循环,并不能引起胰液分泌;②用中等剂量的阿托品阻断副交感神经,也并不能消除这个反应;③切除犬的一段游离小肠袢的全部神经,仅保留动脉和静脉与身体相连,但盐酸溶液输入这段小肠袢后,仍能引起胰液分泌。但他同样受到神经反射学术权威的影响,认为小肠袢的神经是难以彻底切除干净,这是一个顽固的局部反射。因此,韦尔泰梅于1902年发表论文,提出类似的"局部反射"机制学说。

故事的转折发生在1902年的1月,英国两位生理学家贝利斯(W. Bayliss)和斯他林(E. Starling)在进行科研的时候,看到韦尔泰梅的论文并对实验的结论非常感兴趣。两位科学家重复了韦尔泰梅的实验,也得到相同的实验结果,与韦尔泰梅不同的是,他们坚信实验动物小肠的神经已彻底切除。那么,如何解释实验的结果呢?贝利斯和斯他林大胆地提出一个假设:认为这个现象不是神经调节,而是化学调节引起的。也就是说,盐酸可能使小肠黏膜产生一种化学物质而被吸收入血,这种化学物质随着血流被运送到胰腺,引起胰液分泌。为了证明这种假设,斯他林把同一条犬的另一段空肠剪下来,刮下黏膜,加入砂子和稀盐酸研碎,再把浸液经过中和、过滤,制备成粗提取液,注射到同一条犬的静脉中,结果令人兴奋不已,实验动物出现了比前面切除神经的实验更明显的胰液分泌,这完全证实了他们的设想!此时,生理学历史上一个伟大而神奇的发现——刺激胰液分泌的化学物质被证实了。这种物质后来被命名为促胰液素。

促胰液素的发现使贝利斯和斯他林很快意识到,这个发现很可能意味着机体生理调节的一个新机制,这彻底否定了机体生理功能完全由神经调节的理论,并充分说明机体除神经系统调节以外,还存在着化学物质通过血液循环以调节远端器官活动的重要方式。1905年,他们采纳了同事的建议,创造了源于希腊文的"hormone"一词,即"激素",在希腊文中"horman"的意思为"激励"。从此,生理学中产生了"激素调节"的新概念,同时也开创了"内分泌学"这门崭新学科领域。

值得一提的是,贝利斯和斯他林发现促胰液素的论文发表在同年的《生理学杂志》(*The Journal of Physiology*)上,这个发现引起全世界生理科学家的极大兴趣,同时也震惊了对"消化腺分泌完全由神经调节"深信不疑的巴甫洛夫实验室。然而,促胰液素的客观存在是经得起任何实验重复和实践检验的。巴甫洛夫学生巴布金(B. P. Babkin)在传记中有一段生动的记载:"当巴甫洛夫在学生的验证实验中看到小肠提取液引起胰液分泌的现象时,这位伟大的生理学家一言不发地走出实验现场回到书房。过了一会儿,他返回实验室说:'自然,人家是对的。很明显,我们失去了一个发现真理的机会!'"

三、专业知识

病理生理学的学习方法需要掌握重点内容,体会课程的特点,追踪相关领域的最新进展,重视通过实验课程巩固基本理论知识,激发学习兴趣,培养科研能力。

四、融入的人文思政元素

(一) 发展科学思维,感悟科学精神

幽门螺杆菌的发现和促胰液素的发现过程充满了曲折。两个案例中的重大发现都是基于科学家不断开展研究进行探索,正是这种尊重事实、追求真理的科学精神,使科学家通过大量实验发现真理,不仅促进了疾病机制认识理论的进步,更促进了治疗手段的改变,促进了科学的发展,也造福了人类健康。

融入:病理生理的学习方法中要善于追根求源,对无法得到明确解释的现象保持探索精神。

(二) 敢于质疑权威和公认理论,以客观事实为依据才能发现真理

该案例以"幽门螺杆菌的发现"和"促胰液素的发现"两个故事为切入点,鼓励医学生在今后的科学研究中牢固树立求真务实的科学精神,不唯上、不唯书,永远保持对真理的

探索和追求。科学的进步需要质疑和批判精神,医学生要敢于提出自己的观点并尽一切努力加以验证,唯有此,才能推进科学的进步,才能不断促进人类对生命奥秘的探索和认识,并最终将理论转化为促进人类健康的方法和措施。

融入:即使权威人士提出的或者被大部分人接受的理论,在将来也有可能证明是不完善甚至是错误的。

(孟 丹)

主要参考文献

[1] 程立. 青年的良师益友[J]. 中国病理生理杂志,1988,4:1.

[2] 秦川,魏红. 实验动物学[M]. 2版. 北京:人民卫生出版社,2015.

[3] 王建枝,钱睿哲. 病理生理学[M]. 9版. 北京:人民卫生出版社,2018.

[4] 王志均. 发现促胰液素的故事[J]. 生物学通报,1993,28(6):42-43.

[5] BAYLISS W M, STARLING E H. The mechanism of pancreatic secretion[J]. J Physiol,1902,28(5):325-353.

第二章 疾病概论

案例一 闻玉梅院士与传染病的斗争

一、教学目标

(一) 教学目标

掌握疾病和健康的概念,熟悉疾病谱的概念,了解我国随着社会经济水平的快速发展,医药健康领域取得的显著成就,疾病谱也发生根本变化。

(二) 思政目标

该案例主要引导学生了解随着我国人民生活水平的提高、一级医疗卫生条件的改善,传染病的发病率及死亡率大幅降低,这其中老一辈专家学者作出了突出的贡献。本节通过闻玉梅院士与传染病斗争过程的介绍,带领学生重温老一辈专家学者的奋斗之路,激烈学生奋发学习,为国家和人民的健康事业作出自己的贡献。

二、案例

人类同传染病的斗争永无止境,闻玉梅院士就是我国老一辈病毒学家的杰出代表,她在传染病防控上作出了杰出贡献,也是上海医学院众多前辈教书育人的楷模代表(图2-1)。闻玉梅教授 1956 年毕业于上海第一医学院医疗系,是中国工程院院士。现任复旦大学上海医学院教育部/卫生部医学分子病毒学重点实验室教授;曾任复旦大学学术委员会主任、国务院学位委员会基础医学学科评议组召集人、欧盟Ⅻ司-INCO评估专家委员会委员。其长期从事医学微生物学的教学与科研工作,

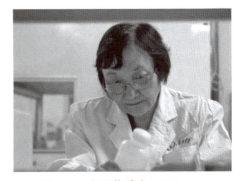

图 2-1 闻玉梅院士(1934—)

主要研究领域为乙型肝炎(简称乙肝)病毒的分子生物学与免疫学研究,被认为是治疗性乙肝疫苗的开拓者之一。

闻玉梅院士总是迎难而上,忘我工作,在任何时期、任何境遇下都不曾有过退缩。抗非典期间,在闻玉梅和其他研究人员的努力下,仅19天,"灭活SARS病毒免疫预防滴鼻剂"研究就获初步成功。而成功的背后是一条荆棘丛生的研制之路:他们不仅要"零距离"接触SARS病毒,而且实验还必须在P3实验室里进行。P3实验室即"达到生物安全防护三级标准的实验室",核心区的压力达到-40 Pa(帕),实验时得穿上厚厚的防护服,戴着令人窒息的特殊口罩和防护镜,操作程序极为烦琐。在里面呆长了,会有"高原缺氧"的感觉。许多人劝闻玉梅不要进去,她却说:"这是第一手资料,我不能不看!"在实验室里,他们要培养出大量用于实验的病毒液,每天接触的活病毒量难以想象。经过日夜的苦战,闻玉梅团队终于获得了高效价病毒液,滴鼻剂的研究初战告捷。

闻玉梅说她是一位教师,为的是教书育人。耄耋之年,闻玉梅仍然奔走在教育第一线:她给小学生讲科普,引导他们热爱科学;她与中学生面对面,带领他们走进一个精彩纷呈的病毒世界;她教育学生们热爱医学、投身医学。她说:"我的终身志愿就是为人民解除疾苦。可是单靠一个人是不行的,所以还要培养人,我们还要跟年轻人一起做。"从20世纪90年代开始,闻玉梅实验室的格言就是:科研的核心是创新,科研的道路是勤奋,科研的态度是求实,科研的目的是为人民。从战乙肝到抗非典,闻玉梅实验室同病毒的战争从未停止。在一场又一场艰辛的战役里,支撑闻玉梅院士的信念是"人民的重托,人民的期望"。

2020年,抗击新型冠状病毒(简称新冠)疫情期间,在闻玉梅的支持带领下,复旦大学上海医学院基础医学院新冠病毒攻关团队联合上海市疾病预防控制中心,仅用了3天时间,就从1例病例样本中成功分离并鉴定出上海首株新冠病毒,为疫苗研发和抗病毒治疗提供了技术支撑。在疫情防控最为吃紧的时刻,作为上海市疫情防控科技攻关专家委员会主任,闻玉梅一次又一次地面向媒体和公众,用健康科普调动社会力量,筑牢疫情防控的"铜墙铁壁"。关键时刻,她与上海的12位专家发布了《疫情防控健康科普上海专家共识》,为民众解疑释惑、安定人心、消除恐慌。闻玉梅院士在市政府新闻发布会上说:"没有一个病毒可以把一个国家的人民打倒!"这句话铿锵有力,顿时刷屏,传递出打赢抗击新冠肺炎这场战争的坚定信心和决心。闻玉梅院士不仅是光荣的"上海市抗击新冠肺炎疫情先进个人",更是成千上万奋战在抗击疫情一线医务工作者和科研工作者的优秀代表。与死神抗争,与风险相伴,它需要医疗从业者具备高度的使命感和责任感。在疾病肆虐的时候,身为院士,闻玉梅始终战斗在一线,忘我工作,是我们学习的楷模。

三、专业知识

（一）疾病的相关概念

疾病是在一定病因作用下，机体内稳态（homeostasis）调节紊乱而导致的异常生命活动过程。健康不仅是没有疾病或衰弱现象（infirmity），而且是躯体上、精神上和社会适应上的一种完好状态（state of complete well-being）。亚健康（sub-health）是指介于健康与疾病之间的一种生理功能低下状态。

（二）疾病谱

疾病谱是指根据特定地区疾病的发病率或死亡率或危害程度对疾病进行的排序。在我国，新中国成立前，由于医疗卫生条件差，传染病引起的死亡率占总死亡率的50%以上。近年来，心脑血管疾病、恶性肿瘤、呼吸系统疾病和意外伤害成为我国人口的主要死因。

四、融入的人文思政元素

（一）学习老一辈专家学者的奋斗精神

本案例利用科学家与病毒的斗争为切入点，引入上海医学院前辈闻玉梅院士抗击病毒的感人故事。闻玉梅院士奋斗在医学领域60余载，时刻以人民的重托为己任，其对国家的赤子之心，薪火相传，生生不息。闻玉梅院士是我们身边的楷模，耄耋之年依然奋战在科研、教学、科普的第一线，她策划发起的《人文与医学》网络共享课使全国的医学生受益匪浅。

融入：在我国，新中国成立前，因传染病引起的死亡率占总死亡率的50%以上。其中，不管是从对整个社会影响的广度还是深度来讲，乙肝病毒（HBV）感染引起的"中国第一病"——乙肝，都是曾经笼罩在国人头上的一大阴影。

（二）传承光荣的"为人群服务"的上医精神

该案例有利于医学生从身边的前辈榜样中汲取精神力量，引导新一代上医人在成长过程以身边楷模为典范，在自身的成长过程中不忘"正谊明道"的初心，注入"为人群服务"的动力，扛起为国家、为人民利益无私奉献的时代使命。我们新时代的上医人要树立的使命感和责任感，要继承和发扬"上医精神"；将"上医精神"践行于自身的成长历程，为上海医学院的发展添砖加瓦，继续谱写上海医学院的辉煌篇章。

融入：截至2019年，我国5岁以下儿童乙肝病毒感染率降至1%以下，摘掉了乙肝大国的帽子，被世界卫生组织誉为发展中国家典范。

案例二 "糖丸爷爷"顾方舟

一、教学目标

（一）教学目标

掌握病因的概念，熟悉疾病常见病因的分类以及疾病发生的条件。

（二）思政目标

本案例以"糖丸爷爷"顾方舟与脊髓灰质炎病毒斗争，自主研制脊髓灰质炎病毒疫苗的故事为切入点，引导学生了解科学家在抗击疾病过程中艰苦奋斗的历程，学习科学家为人类健康事业舍弃自我利益的无私奉献精神。

二、案例

生物因素（biological factors）是疾病发生的一类重要原因。例如，脊髓灰质炎病毒是主要侵犯中枢神经系统运动神经细胞的嗜神经病毒，以脊髓前角运动神经元损害为主，它所引起的脊髓灰质炎是严重危害儿童健康的急性传染病。目前，对所有小儿口服脊髓灰质炎减毒活疫苗进行主动免疫仍是该病最有效的防控措施。

1955年，一种从未大规模流行的疾病——脊髓灰质炎在国内暴发。从江苏南通市开始，1 680人染病瘫痪，死亡率高达27.75%。病毒随后迅速蔓延，一时间全国多地暴发疫情，引起社会恐慌。顾方舟看到这样的情景，十分心痛。他明白，想要阻止这种令人恐惧的疾病，必须研制出疫苗。为了进行自主疫苗研制，顾方舟团队在昆明建立医学生物学研究所，与死神争分夺秒。顾方舟自己带人挖洞、建房，实验所用的房屋、实验室拔地而起，一条山间小路通往消灭脊髓灰质炎的梦想彼岸。

在最为关键的临床试验阶段，需要在少数人身上检验效果，这就意味着受试者要面临未知的风险。冒着瘫痪的危险，顾方舟和同事们义无反顾地一口喝下了一小瓶疫苗溶液。吉凶未卜的一周过去后，顾方舟的生命体征平稳，没有出现任何异常。然而另一个问题又萦绕在他心头——成人本身大多就对脊髓灰质炎病毒有免疫力，必须证明这疫苗对小孩也安全才行。那么，找谁的孩子试验？谁又愿意把孩子给顾方舟做试验？顾方舟毅然做出了一个惊人的决定：瞒着妻子，给刚满月的儿子喂下了疫苗！一边是自己捧在手心的亲生儿子，一边是国家千万处于未知危险中的孩子，手心手背，亲情和国家，两端都是千斤沉重。然而为了全中国千千万万的孩子，他义无反顾。经历了漫长而煎熬的1个月，孩子们生命体征正常，第一期临床试验顺利通过。后来，为了解决疫苗的储存问题和服用问题，顾方舟又研发出了陪伴了几代中国人的糖丸疫苗，解决了孩子们因口感对疫苗抗拒的问题,保存的难题也迎刃而解。

从1957年到2000年,从无疫苗可用到消灭脊髓灰质炎,顾方舟一路艰辛跋涉。顾方舟的糖丸疫苗走到了祖国的每个角落,"脊灰"带来的阴霾,终于逐渐散开。顾方舟将毕生精力投入到"脊灰"疫苗的研制和推广之中,为了医学进步勇于献身,为了人民的利益舍弃自我,为我国公共卫生事业作出杰出贡献。有人说,顾方舟是比院士还"院士"的科学家,而他却谦逊地说:"我一生只做了一件事,就是做了一颗小小的糖丸。"

三、专业知识

(一) 病因学的概念

疾病发生的原因简称病因(etiology),是指引起疾病必不可少的、赋予疾病特征或决定疾病特异性的因素。病因学主要研究疾病发生的原因与条件。

(二) 常见病因的分类

病因种类繁多。目前,尚有很多疾病的病因并不明确。根据来源,病因的主要分类如图2-2所示。

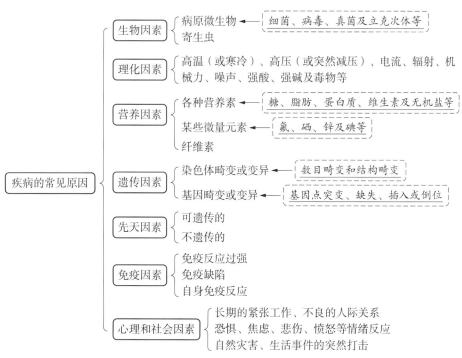

图 2-2 疾病的常见原因

四、融入的人文思政元素

（一）执着信念，表达对国家、人民、科学的挚爱

本案例以"脊髓灰质炎病毒传播是引起脊髓灰质炎疾病流行的原因"作为切入点，以科学家献身于医药事业的责任感和奉献精神为中心，介绍了"糖丸爷爷"顾方舟甘于奉献、心有大爱，消灭我国脊髓灰质炎的故事。制造疫苗的路上困难重重，专家撤离、条件艰苦，但"执着"的信念让他并没有屈服于眼前困难，坚定地带领团队完成祖国交代的任务。正是这种不忘初心的执着信念，促使顾方舟成功研制出糖丸疫苗，使我国儿童免受脊髓灰质炎的困扰。

融入：生物因素是疾病发生的一类重要原因。脊髓灰质炎是严重危害儿童健康的急性传染病，脊髓灰质炎病毒侵犯中枢神经系统运动神经细胞就是其发病的主要原因。

（二）放弃个人安危的无私奉献精神得到人民爱戴

顾方舟以身试险、亲试疫苗，还让自己刚满月的儿子服用疫苗，这不是残酷，是医者大仁。正是他的仁心仁术，让新中国的孩子免受"脊灰"的劫难。这种为了医学进步勇于献身，为了人民的利益舍弃自我利益的无私奉献精神，推动了医药学事业的前进。

融入：目前，对所有小儿口服脊髓灰质炎减毒活疫苗进行主动免疫仍是该病最有效的防控措施。

案例三 基因检测技术与"基因歧视"

一、教学目标

（一）教学目标

理解疾病发生发展的机制错综复杂。掌握神经、体液、细胞和分子水平的调节是所有疾病发生、发展过程中存在的共同机制。熟悉所谓分子机制就是从分子水平研究生命现象和揭示疾病机制，了解分子生物学、分子病理学、分子医学及分子病的概念。

（二）思政目标

通过基因检测技术引发"基因歧视"案例的介绍，引导学生思考生物科技快速发展给生命伦理学带来前所未有的新难题。因此，用好"科学技术这把双刃剑"，迫切需要加快构建相关领域的科技伦理治理体系以及相应法律法规的配套建设。

二、案例

人类基因组计划(human genome project，HGP)自1990年启动至2003年结束，历时13年。在这期间，主要由美国、英国、法国、德国、日本和我国科学家共同参与了这一预算达30亿美元的被誉为生命科学"登月计划"的人类基因组计划，其核心目标是完成人类基因组全部DNA序列测定。在生命科学领域，我们可以清楚地看到随着第一代测序技术到第四代测序技术的快速发展，基因组测序的时间和成本都在下降。甚至可以预计未来的某一天，我们可以在几小时内破解自己的基因密码。医生可以根据患者的基因信息来辅助诊断，制订个体化用药方案，人类的健康和生活也将因此发生巨大变化。

人类基因组计划的开展使人们对基因与疾病关系的认识更加深入，并由此衍生出一种新的技术——基因检测技术。基因检测技术一经运用，很快便显示出其在疾病诊断、疾病风险预测以及指导疾病治疗手段等领域的强大生命力。但与此同时，基因检测技术的推广应用也给现代医学尤其是疾病风险预测领域带来了新的社会伦理冲突和争议。曾有人预言："就像过去年代里社会、种族和妇女权利等种种问题的纷争一样，我们将面临一场新的战争，即基因歧视。"

"基因歧视"问题作为一个全球性的问题，在欧美屡见不鲜，在我国也已不容回避。2009年，一个典型的"基因歧视"案例曾被国内多家媒体报道并称之为"中国基因歧视第一案"：参加佛山市公务员考试的周某、谢某和唐某在笔试和面试总成绩中均进入所考部门的拟录取名单。但在体检中发现三人的平均红细胞体积偏小，于是被要求进行珠蛋白生成障碍性贫血(又称地中海贫血)基因诊断的复查项目，3人最终都被确定为地中海贫血致病基因携带者。因此，三人均因"体检不合格"而未被录用。三人不满人事部门的健康歧视，将佛山市人力资源和社会保障局告上法庭。一审败诉后，他们不服判决，提出了上诉。2010年9月，佛山市中级法院对该案做出终审判决，驳回上诉，维持原判的判决。

值得一提的，地中海贫血在北方罕见，而在南方，特别是两广地区较为常见。据统计，地中海贫血基因携带者在广东本土人中占近12%，人群非常庞大。有专家表示，地中海贫血在临床上分为轻型、中间型和重型。中重型症状明显，但轻型和"地贫"基因携带者基本没有临床表现，不影响工作和生活，因而公务员录用体检判定其不合格是缺乏科学考量的。此案的原告也在采访时说：基因携带与生俱来，自己身上完全没有症状表现，如果不是此次公务员入职体检，他根本不会知道自己是地中海贫血基因的携带者。他们认为任何人都可能存在某种基因缺陷，如果仅仅因为基因检测而使一个无临床症状的人被认定为体检不合格，这不仅是对考生极大的不公，也会对任何一个普通公民的权利构成威胁。此案争论的另外一个焦点在于人力资源和社会保障局是以其非必检项目平均红细胞体积的检查数值偏小为由，要求考生进行了地中海贫血基因检测。此项操作是否违反相关规定，而且侵犯了考生的身体隐私？人力资源和社会保障局则表示：《公务员录用体检通用标准(试行)》第三条规定,血液病即为体检不合格。地中海贫血基因是属于血液病的一种,故其因体检不合格而不能录用为公务员的判定是有依据和证据的。

"中国基因歧视第一案"的出现仿佛打开了"潘多拉的魔盒"。法律界人士认为判决结果将对类似案件产生示范效应,极有可能导致基因歧视案件还会继续出现。生命伦理学领域的专家对此表达了关注和担忧:因疾病而导致的歧视将有可能扩大到歧视致病基因携带者。无论这个案例的结果如何,它所引起的社会关注本身就具有重要意义,更多的科学界和法律界专家希望据此推动我国相关反基因歧视法规条例的出台。随着我国基因检测的普及和相关科技水平的提高,这将对保护公民基因隐私权、体现更全面公平的公民平等权产生深远影响。

三、专业知识

(一) 分子机制是疾病发生、发展的基本机制之一

机体稳态被打破,导致疾病发生。机体将通过复杂的机制(神经、体液、细胞和分子水平的变化)进行调节,以建立疾病状态下的新稳态。自 20 世纪末以来,随着人类基因组计划的诞生,大量研究试图从分子水平研究生命现象和揭示疾病机制。

(二) 分子病的概念

细胞的生命活动由分子执行,在疾病过程中细胞的损伤均涉及分子的变化。分子病是由遗传物质或基因(包括 DNA 和 RNA)的变异引起的一类以蛋白质异常为特征的疾病。

四、融入的人文思政元素

(一) 医学发展和新技术应用带来新的生命伦理挑战

生物医学新技术迅猛发展。例如,基因组计划、器官移植、克隆及干细胞技术、人工辅助生殖工程、器官冰冻、复苏与生命支持装置等的研究与应用,是人类开启生命科学历史新阶段的标志,但却涉及深刻而复杂的伦理问题。

融入:基因检测技术可以使人们快速获得生命个体的全部基因信息。

(二) 让生物医学新技术沿着造福于人类的根本方向良性发展

不可否认,生物医学新技术的兴起需要生命伦理学提供依据和发展框架。但伦理学不应该仅仅是科技发展的被动响应者,每位生命科学工作者都有责任和义务主动地使生命伦理学参与生命科学技术的建构,使其遵循社会理想的方向发展。

融入:分子医学认为疾病时机体形态和功能的异常实质上是某些特定分子结构或功能异常所致。但是,研究疾病的分子机制,不能忽视整体的调节作用。

案例四 让生命有尊严地走完最后一程

一、教学目标

（一）教学目标

掌握疾病的转归主要有康复和死亡两种。疾病的转归走向取决于病因的类型及损伤程度、机体抗损伤反应的能力以及合理及时的治疗方案等因素。理解死亡是生命活动过程的必然结局，了解临终关怀和安乐死的概念。

（二）思政目标

通过对"临终关怀""安宁疗护"的发展，帮助学生理解"临终关怀"是医学人文关怀的重要表现。"临终关怀"目前在我国的现状并不能满足人们的需求，应引导学生思考如何推进"临终关怀"在我国的健康发展，从而培养医学生的社会责任感。

二、案例

据报道，2018年底，93岁的特困供养人员李叔在广州市老人院安详离世。此前一年，他因患有严重慢性阻塞性肺疾病（简称慢阻肺）、骨质疏松伴压缩性骨折等多种慢性病而情绪低落。为了帮助李叔减少痛苦，关怀服务团队首先为他制订"个人照顾计划"。医生、营养师、护理员为他提供镇痛治疗、营养补给、身体护理，社工、心理咨询师则在生理之外给予心灵安抚。社工的心灵安抚工作包括每天探望并与他沟通聊天、与他约定一起制作"快乐日记本"、每天记录一件快乐事。日记本的点滴回忆和工作人员的关怀也成了李叔每天牵挂的事。工作人员还为他精心准备了一次生日会。当李叔参加生日会时，感动得热泪盈眶。最后老人安详地离开了。关怀服务团队亲切的关怀，能减轻疾病带来的痛苦和恐惧，帮助老人建立更积极的生死观，给予老人身心的关怀，使其最终能够用一颗宁静的心面对死亡，让老人无遗憾、有尊严、有质量地走好人生最后一段生命历程。

无疑，在"安宁疗护"和"临终关怀"中有尊严地走完生命最后一程的李叔是幸运的。那么，何为"安宁疗护""临终关怀"？其对社会和个人的价值和意义又在何处？事实上，"临终关怀"和"安宁疗护"是一种特殊的服务项目，也是一门临床学科。它们之间并没有严格的界限和区别，主要是指为处于疾病终末期患者或者即将走到生命终点的老人及其家属所提供的相应医疗护理服务以及人文关怀，其重要意义在于减轻临终个体的痛苦、不适以及恐惧，坦然面对死亡，使他们能够平静、有尊严地离开这个世界。世界卫生组织提出的三条原则包括：①临终关怀重视生命并承认死亡是一种正常过程。②临终关怀既不加速死亡，也不延后死亡。③临终关怀提供解除痛苦和不适的方法。

人在生命之初备受呵护,又怎能在临终之时痛苦不堪?在我国人口老龄化日益严重的情况下,不完全依赖于先进的医疗设备和药物的临终关怀不仅为将逝者服务,同时也极大地避免无效医疗和过度医疗,合理分配有限的医疗资源。因此,临终关怀是一项关系到社会所有成员的重大议题。2015年,经济学人智库发布了死亡质量指数报告,根据姑息治疗与医疗环境、人力资源、医疗护理的可负担程度、护理质量五大类指标,对80个国家和地区的临终关怀情况进行了排序,中国仅排名71位。

20世纪80年代以来,我国的临终关怀事业虽然已有所发展,临终关怀机构也逐步建立。然而,目前社会上的安宁疗护机构数量不足,难以满足临终患者和老人的迫切需求也是不争的事实。这种现状的原因非常复杂。例如:社会系统性、制度性的政策支持还不够完善,导致临终关怀事业无章可循;政府补偿机制不足;教育系统没有设立相应的专业和培训;临终关怀与死亡教育的普及还很薄弱;社会群体的临终关怀意识淡薄;人们不能正确地理解和接受临终关怀的理念和服务等诸多因素都是限制我国临终关怀严重滞后的重要因素。《"健康中国2030"规划纲要》指出:"健康的生活包括从出生到生命终结的各个环节。"因此,给临终个体提供临终关怀不仅是医疗问题,也是关乎人命健康的社会问题。随着社会和经济的发展,人们不断关注优生,还要重视临终生命质量,希望减轻或者避免临终痛苦,维护生命的最后尊严,这就给我国的临终关怀事业带来重大的机遇与挑战。这对健康中国战略背景下的我国老龄化社会而言,是一个不容忽视的迫切问题。

目前,如何推动我国临终关怀事业的发展已经越来越受到全社会的重视,包括学术研究、社会医疗机构及政府社会保险等多个环节的措施正在逐步加强。主要包括:①建立规范制度保障,形成有效监管;②多渠道筹集资金,保障临终关怀公益事业的开展;③加大科普宣传力度,鼓励志愿服务团队参与;④开设专业培训,提高从业人员的专业水平;⑤在医保中设立"临终关怀"险种。

总之,临终关怀是人类社会文明进步的体现,同时也是一个国家医疗水平和民众生存治疗的重要参数。我们相信,随着我国社会经济的快速发展、政府和全社会的参与和努力,每位有社会责任感的公民都会直接或者间接地参与其中,作为一项重大的民生问题的临终关怀事业一定会快速进入长远的良性发展轨道中。

三、专业知识

(一) 疾病的转归
疾病的转归主要有康复与死亡两种结局,这不仅仅是生物现象,也是社会现象。

(二) 死亡的概念
死亡是生命活动过程的必然结局,然而,对死亡的精确判定一直是一个难题。传统观点认为,死亡过程包括濒死期(agonal stage)、临床死亡期(stage of clinical death)和生物学死亡期(stage of biological death)。1968年,美国哈佛大学医学院死亡定义审查特别委员会正式提出将脑死亡(brain death)作为人类个体死亡的判断标准。脑死亡是指全脑功能(包括大脑、间脑和脑干)不可逆的永久性丧失以及机体作为一个整体功能的永久性停止。

(三) 临终关怀和安乐死

近年,临终关怀(hospice care)和安乐死(euthanasia)受到社会广泛关注。临终关怀是指为临终患者及其家属提供医疗、护理、心理、社会等方面的全方位服务与照顾,使患者在较为安详、平静中接纳死亡。安乐死是指对患有不治之症的患者在濒死状态时,为了免除其精神和躯体上的极端痛苦,用医学方法结束生命的一种措施,在我国安乐死并未获得合法地位。

四、融入的人文思政元素

(一) 重视临终关怀事业是人类社会文明进步的体现

本案例以临终关怀为切入点,强调了对生命质量的重视以及生命尊严关怀的重要意义。临终关怀和安乐死在我们国家一直是备受关注的话题,看起来两者似乎很相似,但其实差别甚远。随着我国迈入老龄化社会,作为医养结合的一种特殊形式——临终关怀也越来越受到社会关注,也给重病卧床老人、失独老人等群体带去了一丝安慰与希望。目前安乐死在我国并没有合法化。

(二) 每位公民都有责任和义务参与临终关怀事业

该案例从"疾病的转归"知识点引出"临终关怀"的案例,引导医学生了解我国临终关怀事业的意义以及促进其长远发展的必要性。在充分理解个体生命的尊严和价值基础上,鼓励医学生参与临终关怀事业,通过医疗服务或志愿者服务,对临终者进行关怀照顾,最大限度地帮助临终者减轻躯体和精神上的痛苦,提高其生命质量,使其能够宁静地、有尊严地走完生命的最后时光,从身体和心灵不同层面给予临终者关怀,让生命有尊严地谢幕。

案例五 中国人工合成牛胰岛素的曲折经历

一、教学目标

(一) 教学目标

了解医学研究的局限性和发展趋势,熟悉转化医学的概念,理解转化医学的内涵以及发展方向。

(二) 思政目标

该案例通过"人工合成牛胰岛素"的案例,引导医学生在前进的路上,继续发扬"胰岛素"精神,要敢啃硬骨头、敢于攻坚克难、勇于追求卓越、善于协同创新,树立坚定的信念、培养严谨的科学态度、发扬无私的奉献精神,把国家富强、人民幸福作为科技创新的最初出发点和最终落脚点。

二、案例

早在1955年,胰岛素的化学结构就被测定,成为当时世界上唯一已知一级结构的蛋白质。这是基础医学研究领域取得的突破性成果,但著名学术期刊《自然》杂志当时认为:"人工合成胰岛素还不是近期所能做到的。"这似乎表明基础医学的原创成果还不能快速转化为治疗糖尿病的药物治疗手段。但我国的科学家却在这个时刻迎难而上。1958年,我国人工合成胰岛素课题正式启动。那时中国没有任何蛋白质合成方面的经验,一切都是从零开始,摸着石头过河。这在科学研究中是一件极其艰难的事情,而当时满腔热血的青年科学家为了新中国的医药卫生事业发展,立志要攻下这个科学高峰。胰岛素合成涉及有机合成、化学与生物分析、生物活性等方面,工作量之大、难度之高前所未有。

年轻的科学家们用几个月的时间亲手建立起了专门合成氨基酸的厂房,科学家们自己戴防毒面具去生产,不辞辛苦,不惧危险。最终,上海生化所从无到有,生产出十几种氨基酸,结束了国内不能自制整套氨基酸的历史。科学家们用大无畏精神实现跳跃,取得了科学胜利果实。由于实验条件简陋,防护措施不到位,烧伤事故频发,研究者的身心健康受到了伤害。条件很艰苦,但他们没有抱怨。他们夜以继日,整天泡在实验室做实验,人人以参与这项为国争光的重要任务为荣,不顾个人得失。人类第一个合成蛋白质的诞生,是上海生化所、有机所和北京大学等研究单位、数十名科研工作者并肩奋战的群体智慧和结晶;无惧困难、不计得失、团结协作是把那个不可能的想法变成现实的制胜法宝。正如叶蕴华所言:"在合成的过程中,大家不分主角和配角,配合默契"。这种合作,最可贵的是对科学的虔诚、对名誉的淡薄。

三、专业知识

(一) 医学研究的发展趋势

医学科技不断进步,人类对疾病病因和发病机制的认识从理念到技术取得了大量研究成果。这些研究的直接成果是人类能够有效治疗或者控制多数急性传染病,有效预防或者控制多种慢性病。

(二) 转化医学的概念

传统医学向近现代医学发展过程中,一些新的思维模式或者实践方法不断出现,为促进人类健康作出贡献。转化医学(translational medicine)是 20 世纪初提出的概念,是指将基础医学研究和临床治疗连接起来的一种思维方式。其主要目标包括把基础研究成果快速转化为临床和公共卫生方面的防治新方法(bench to bedside),以及通过临床观察分析为基础医学研究提供思路以及指导实验设计的过程(bedside to bench),这两者构成了转化医学的双向循环。

四、融入的人文思政元素

(一) 人工合成牛胰岛素是我国科学家取得的举世瞩目的重大成果

新中国成立之初一穷二白,我国科学工作者闯过了无数异乎寻常的难关,独立自主、自力更生,在生物医学领域取得了数项举世瞩目的重大成果。这些成就彰显了中国人的团结和智慧,挽救了全球成千上万人的生命,改写了中国乃至世界医学史,为世界医学进步作出了重大贡献。我们闯过了许多异乎寻常的难关,做了前人所没有做的事情,让全世界感受到了强大的新中国医学力量。

融入:胰岛素的化学结构测定是基础医学的突破性成果,而人工合成牛胰岛素是基础研究向临床应用成功转化的典型例证。

(二) 转化医学的发展任重而道远

转化医学已成为现代医学研究的一个新的着力点,引领着未来医药行业研究新方向。未来,转化医学必将聚焦重大疾病,尤其是糖尿病、心血管疾病及肿瘤等对人类健康产生重大影响的疾病。从事生命健康领域的科研人员与医生都需要积极关注,投入转化医学的研究和实践,使之健康发展,催生医学领域新变革。

融入:转化医学的概念以及特点。

(孟 丹)

主要参考文献

[1] 陈禹. 世界首例人工合成牛胰岛素纪事[J]. 档案春秋,2019,4:7-9.
[2] 庞境怡. 传递火炬:教书育人六十载[N]. 中国科学报,2018-1-29.
[3] 闻玉梅. 医学与人文[J]. 宁波大学学报,2010,23:1-5.
[4] 王纪鹏. 顾方舟与脊髓灰质炎的防治[N]. 团结报,2020-08-06.
[5] 王建枝,钱睿哲. 病理生理学[M]. 9 版. 北京:人民卫生出版社,2018.

第三章 水、钠、钾代谢紊乱

案例一 水通道蛋白的发现

一、教学目标

(一) 教学目标

机体体液的容量和分布、体液的电解质成分、体液的渗透压都通过机体的自稳调节机制被控制在一个相对稳定的、较窄的范围内,即水电解质稳态。通过正常水钠平衡的学习,了解水和钠的生理功能,认识到水在机体内外、血管内外和细胞内外都处于动态平衡中。掌握体液容量及渗透压调节的几种方式,即机体通过抗利尿激素、口渴中枢、肾素血管紧张素醛固酮系统、心房钠尿肽及水通道蛋白(aquaporins,AQP)的调节来维持体液渗透压和体液容量的稳定。对正常水钠平衡知识点的熟练掌握是学习水钠代谢紊乱的基础。

(二) 思政目标

以"水通道蛋白参与调节体液渗透压和体液容量稳定"为教学内容和切入点,引出"水通道蛋白发现过程"的案例。本案例通过对彼得·阿格雷(Peter Agre)发现水通道蛋白过程的回顾,着重引导学生认识到机遇只偏爱有准备的头脑。在科学的重要发现中,真正起作用的是对偶然观察到的现象探究。这离不开对意外情况的敏感性、实事求是的科学态度和深厚的知识基础。这一案例能激发学生踏实勤奋、勤于思索,学习掌握精湛的专业知识,迎接机遇,接受挑战。

二、案例

19 世纪 20 年代以前,人们认为水分子只是以自由扩散形式透过细胞膜。当时人们提出细胞膜上很可能存在调控水分子和其他小溶质分子进出细胞的某种通道。19 世纪 50 年代,科学家通过大量实验证实水分子能快速,大量通过选择性通道进入红细胞、唾液腺、肾脏和膀胱中。1988年,美国约翰·霍普金斯大学的生物化学教授和医学教授彼得·阿格雷(Peter Agre)和他的团队在红细胞膜上寻找Rh-因子的组分蛋白,偶然得到一种含量丰富、与磷脂双分子层紧密结合的蛋白质"不速之客",并将其分离出来,命名为CHIP28(28表示它的相对分子质量是28 000)。他们发现这个新蛋白之后,并不知道它的功能,但并没有因此而忽略它,反而产生了浓厚的研究兴趣,决定对这个"陌生"的蛋白质持续研究。研究团队首先观察到它在红细胞上有一些基础功能,能够使细胞膜扩张,并且塑造一个通道,但并不清楚这个通道发挥何种作用。接着,他们在肾脏细胞、牛的眼睛、果蝇大脑、大肠埃希菌及植物中也发现了类似的通道蛋白。而所有这些不同的生物体、不同的部位只有一个共同的物质——水,于是他们意识到:也许它就是组成水通道的蛋白质!为了证明这个猜测,研究团队构建了CHIP28的表达质粒,随后,把构建好的质粒注射到非洲爪蟾的卵母细胞里进行表达。当含有CHIP28表达质粒的卵母细胞被放进低渗介质以后,细胞迅速发生膨胀,并于5分钟内破裂,而没有CHIP28表达质粒的卵母细胞形态则没有变化。之后,阿格雷教授团队又进行了一系列实验证实了CHIP28的确为专一性水通道蛋白。此类蛋白质被重新命名为Aquaporin。CHIP28是第一个被鉴定的水通道蛋白,因而称为Aquaporin1,简称AQP1。

2003年,彼得·阿格雷教授由于发现细胞膜水通道,以及对离子通道结构和机制研究方面作出的开创性贡献而被授予了诺贝尔化学奖。诺贝尔奖评选委员会认为他的研究工作开启了细菌、植物和哺乳动物水通道的生物化学、生理学和遗传学研究之门。水通道的发现对于水代谢的研究有重要意义。随着对AQP研究的深入,人们对全身水代谢的生理过程和水平衡紊乱的机制将会有更多新的认识。阿格雷教授在接受采访时说:"很多人说阿格雷是个天才,我说阿格雷只是非常幸运罢了,但是这并不是简单的运气。很多人说,机遇偏爱有准备的头脑。我想稍微改动一下,在正确的时间,出现在正确的地点,同时圆睁你的双眼是非常重要的。如果你的眼睛没有睁开,那么有再多的机会,你也不能抓住。"

三、专业知识

(一) 水通道蛋白的概念

水通道蛋白(AQP)是一组构成水通道与水通透有关的细胞膜转运蛋白,广泛存在于动物、植物及微生物界。目前,已经发现的约有200余种AQP存在于不同的物种中,其中至少有13种AQP亚型存在于哺乳动物体内。每种AQP有其特异性的组织分布,如AQP1位于近曲小管髓袢降支管腔膜和基膜以及降支直小血管管腔膜和基膜,对水的运输和通透发挥调节作用。AQP2和AQP3位于集合管,在肾脏浓缩机制中起重要作用。当AQP2发生功能缺陷时,将导致尿崩症。拮抗AQP3可产生利尿反应。AQP4位于集合管主细胞基质侧,可能提供水流出通道。在脑内也有 AQP4 的分布,与脑水肿的发生有关。在肺泡上皮Ⅰ型细胞也有 AQP5 分布,其对肺水肿的发生有一定作用。

(二) 水通道蛋白的作用机制

近年来的细胞内信息传递研究提示,抗利尿激素(antidiaretic homone,ADH)调节集合管重吸收水而浓缩尿液的过程与 ADH 受体 V_2R(集合管有多种血管反应性受体 (VR),但参与水转运的主要是 V_2R 和 AQP2 关系密切。当 ADH 释放入循环后,与集合管主细胞管周膜上的 V_2R 结合,并通过偶联的三磷酸鸟苷结合蛋白,激活腺苷酸环化酶使细胞内环一磷酸腺苷(cAMP)增高,再依次激活 cAMP 依赖的蛋白激酶 A。蛋白激酶 A(PKA)使主细胞管腔膜下的胞质囊泡中的 AQP2 发生磷酸化,触发含 AQP2 的胞质囊泡向管腔膜转移并融合嵌入管腔膜,致管腔膜上 AQP2 密度增加,对水的通透性提高,继而通过胞饮作用,将水摄入胞质,由存在于管周膜上持续活化的 AQP3 或 AQP4 在髓质渗透压梯度的驱使下将水转运到间质,再由直小血管带走。ADH 与 V_2R 解离后,管腔膜上的 AQP2 重新回到胞质囊泡。如果 ADH 水平持续增高(数小时或更长),可使 *AQP2* 基因活化,转录及合成增加,从而提高集合管 AQP2 的绝对数量。

四、融入的人文思政元素

机遇只垂青于有准备的头脑。

自然科学上有许多重要进展起源于意外发现,但不能片面地强调意外性而陷入盲目。即使在那些因机遇而成功的科学发现中,机遇也只是起到了一部分作用,它只提供了线索,并没有解决问题。只有善于识别,并能抓住有希望的线索、跟踪追击、追根究底,才能获得新发现。阿格雷教授发现水通道蛋白是基于一次偶然,如果他只把那条所谓的"杂带"看作污染而忽略它,就不会有后续重大发现。他提到的"在正确的时间出现在正确的地点",说明科学机遇必不可少,但"同时圆睁你的双眼"则强调了善于发现的重要性。在科学研究中不能"守株待兔",期待侥幸取得重大发现。只有踏实勤奋,具备精湛的专业知识又有远见卓识、勤于思索的人,才有可能发现和捕捉有重大意义的机遇,促成科学重大发现。

融入:水通道蛋白是机体维持体液渗透压和体液容量的稳定的重要调节机制之一。水通道的发现对于水代谢的研究有重要意义,随着对 AQP 研究的深入,人们对全身水代谢的生理过程和水平衡紊乱的机制将会有更多新的认识。

案例二 │ "儿科医生荒"亟待解决

一、教学目标

（一）教学目标

系统介绍水、钠代谢紊乱的概念及分类，重点学习等渗性脱水、低渗性脱水、高渗性脱水、水肿和水中毒和这五种水钠代谢紊乱。要求熟练掌握这五种水钠代谢紊乱的概念、原因和机制、对机体的影响，并了解其防治的病理生理基础。

（二）思政目标

以婴幼儿容易发生水电解质代谢紊乱为切入点，引出"儿科医生荒亟待解决"的案例。通过梳理目前儿科医生缺口大这一社会问题的现状、成因及我国相关部门解决该问题的努力尝试，着重引导学生对当下的"儿科医生荒"问题进行关注和讨论，树立儿科医生职业荣誉感和职业价值认同感，增强对儿科学未来的信心，加强对儿科医学生医患沟通能力的培养，鼓励医学生未来选择儿科作为执业方向。

二、案例

儿童对于水的需求量大，活动量大、新陈代谢旺盛，体表面积相对大，呼吸频率快，不显性失水多，排泄水的速度较成人快，交换率比成人快3~4倍，小儿排泄同等溶质时所需水分较成人多，体液平衡调节功能不成熟。因此，其对缺水的耐受力差，更易出现脱水及其他水电解质紊乱。

随着生育高峰的来临、三胎政策的开放、家庭对孩子身心健康的日益重视，儿童就医难问题愈发突出。很多妈妈有了孩子之后最怕孩子生病，怕带孩子去医院。每到流感高峰期来临，上海各家医院的儿科门诊都人山人海，看病甚至要排队五六个小时。儿科医生加班加点也难以缓解儿童就医难的困境。与成年人不同，一个生病的孩子身边往往陪伴着几个大人，孩子生病要抽血、要打针，家长因紧张焦虑，往往对医生和护士的诊疗、护理过程要求过高、干预过多，容易产生医患矛盾。孩子生病家长尚且如此，更不用说重症病房了。纪录片《人间世2》第8集，记录了上海交通大学医学院附属新华医院儿科ICU里的故事，以独特的视角记录了儿科医生、孩子和家属与死亡对抗的艰难过程，以及多位儿科医生离开或坚守的选择。近年来，一场全国范围内的"儿医荒"席卷而来，引发广泛的讨论。2018年1月7日，天津海河医院的儿科门诊贴出了一张"停诊"通告，上面写着"该科室的3名儿科医生均已累倒，儿科宣布停诊"。

儿科的服务对象是0~14岁的儿童。相对于成人来说，儿童的疾病复杂，年龄范围跨度大，相同的疾病经常出现与成年人不同的症状。与成人相比，他们可能需要不同的处方或治疗方式。通常儿科医生都要经过专门的培训才能认识到这些差异的重要性，特别是对幼儿和新生儿。因此，儿科专业对医生的专业素养要求更高。儿科被称为"哑科"。临床诊断中具有特殊的复杂性，医生的"职业之痛"在儿科医生身上体现得最为明显，医患沟通困难，容易出现纠纷。相比于其他医生，儿科医生工作繁忙、待遇低、压力大及风险高的问题尤为突出，不少医生纷纷离职转行。同时，儿科在医院的地位也很尴尬，儿科用药剂量小、辅助检查少，影响以业务收入为主的绩效考核。因此，医学专业的毕业生从医前选择专科方向时，大多不愿选择儿科。

为解决"儿医荒"的问题，国家相关部门拿出了不少有针对性的举措。2016 年，教育部宣布恢复和扩大 1999 年取消的儿科专业招生，每省至少有一所高校举办儿科本科层次专业教育，力争到 2020 年使全国儿科医师总数达到 14 万人。各地也纷纷出台了一系列的政策，包括加大专门性儿童医院的投资建设、设立儿科医生特岗津贴、提高收入待遇以增加岗位吸引力，建立合理的儿科服务价格体系，推行儿科分级诊疗，增加儿科医生编制，并在人才引进、职称晋升、科研申报及成果评定等方面给予政策倾斜和引导等，吸引更多毕业生从事儿科。据《2019 中国卫生健康统计年鉴》统计，在 2018 年全国分科执业（助理）医师构成中，儿科执业（助理）医师仅占医师执业（助理）类别的 4.0%。《中国妇幼健康事业发展报告（2019）》显示，全国每千名儿童儿科医生数为 0.63（平均每位儿科医师服务 1587 名儿童），远低于同期每千人口 2.59 名医师的全国平均水平。相较于 2012 年的儿科执业（助理）医师仅占医师执业（助理）类别的 3.9%，每千名儿童中只有 0.43 位儿科医生，已有明显增长，但还远远不能满足儿科患者的诊疗需求。目前，23 万儿科医生凭借对儿科学的热爱，坚守岗位、敬业奉献，肩负起了 4 亿儿童的健康重任。

三、专业知识

（一）脱水的概念

脱水（dehydration）指人体由于饮水不足或病变消耗大量水分，不能及时补充，导致细胞外液减少而引起新陈代谢障碍的一组临床综合征，严重者会造成虚脱，甚至有生命危险，需要依靠补充液体及相关电解质来纠正和治疗。

（二）脱水的分类

脱水常伴有血钠和渗透压的变化，根据其伴有的血钠或渗透压的变化，脱水可分为低渗性脱水、高渗性脱水及等渗性脱水等。

1. 低渗性脱水（低容量性低钠血症） 低渗性脱水（hypotonic dehydration）特点是失 Na^+ 多于失水，血清 Na^+ 浓度<135 mmol/L，血浆渗透压<280 mmol/L，伴有细胞外液量的减少，也可称为低容量性低钠血症（hypovolemic hyponatremia）。

2. 高渗性脱水（低容量性高钠血症） 高渗性脱水（hypertonic dehydration）的特点

是失水多于失钠,血清 Na^+ 浓度＞150 mmol/L,血浆渗透压＞310 mmol/L。细胞外液量和细胞内液量均减少,又称低容量性高钠血症(hypovolemic hypernatremia)。

3. 等渗性脱水 等渗性脱水(isotonic dehydration)的特点是水钠成比例丢失,血容量减少,但血清 Na^+ 浓度和血浆渗透压仍在正常范围。任何等渗性液体的大量丢失所造成的血容量减少,短期内均属等渗性脱水,可见于呕吐、腹泻、大面积烧伤、大量抽放胸腔积液/腹水等。等渗性脱水不进行处理,患者可通过不感性蒸发和呼吸等途径不断丢失水分而转变为高渗性脱水;如果补给过多的低渗溶液则可转变为低钠血症或低渗性脱水。

四、融入的人文思政元素

(一)"小儿科"不"小"

儿童是祖国的未来,儿科学发展举足轻重。新中国成立初期,我国仅有不到 10 所儿童医院,经过 70 余年的发展,目前我国已建成超过 100 所儿童医院,许多二级、一级医院都建立起儿科诊室。小儿科不姓"小",中国现代儿科经过几十年的发展已经发展为基础儿科学、发育儿科学、预防儿科学、社会儿科学及临床儿科学等各亚专科分支齐全的大学科。《中国妇幼健康事业发展报告(2019)》指出,我国新生儿死亡率、婴儿死亡率和 5 岁以下儿童死亡率分别从 1991 年的 33.1‰、50.2‰和 61.0‰,下降至 2018 年的 3.9‰、6.1‰和 8.4‰。儿科学只有不断发展壮大才能吸引更多的医学生选择儿科作为执业方向,才能促使儿科医生获得职业荣誉感和实现个人价值。随着儿科学的大力发展,相信"儿医荒"仅是一个暂时现象,不久的将来将会得到解决。

融入:儿童更易出现脱水及其他水电解质紊乱。

(二)让"哑科"不哑

儿科被称为"哑科",其就诊群体是婴幼儿和儿童,往往具有起病急、病情进展快且复杂多变的特点,大多数患儿不能用语言充分表达自己的不适和主观感受,并伴随家长焦急的心情,加之儿科医师紧缺,大大增加了儿科诊疗的难度。因此,如何开展与患儿积极有效的医患沟通、让"哑科"不哑至关重要。应让学生直观地面对哭闹、不配合检查的患儿及情绪焦躁的家长,引导学生与患儿及家长进行良好地沟通与表达,通过叙事医学、情景模拟、案例学习及角色扮演法等多种新方法加强对儿科医学生医患沟通能力的培养。作为医学生,需要了解儿童的心理特征。儿科查体手法要轻柔、准确,同时要顾及患儿的年龄、情绪等问题,做到人性化检查。让"哑科"不哑,建立顺畅的医患交流与和谐的医患关系,对稳定儿科医生队伍、缓解儿科医生荒也是非常必要的。

融入:儿科作为一门独立的学科,与其他学科有着共通之处,但也存在其明显的特殊性。

案例三 神经性厌食症引起的低钾血症

一、教学目标

（一）教学目标

血清钾浓度的正常范围为 3.5～5.5 mmol/L。按血钾浓度的高低，钾代谢紊乱通常可分为低钾血症和高钾血症两大类。掌握低钾血症的原因和机制、对机体的影响、防治的病理生理基础。

（二）思政目标

以低钾血症的原因为切入点，引出神经性厌食症引起低钾血症的案例。本思政案例首先旨在引导学生在日常临床学习过程中，仔细询问病史，形成临床思维，打磨临床职业技能，培养良好的职业素养；其次，引导医学生关注与心理因素相关的生理障碍，将医学人文关怀真正融入临床诊断和治疗过程中；最后，引导学生树立正确、健康的审美观，重视自身内在价值实现和提升，也倡导医学生做健康审美的推广人、健康减肥的普及者。

二、案例

小美今年 19 岁，刚上大二，无明显诱因出现乏力、双腿酸软、不能行走，被同学送到医院就诊后查血钾 2.6 mmol/L。经医生询问后得知，小美已经月经不规律、经量减少快半年了，查体和实验室检查后发现，血压 80/60 mmHg，体重指数（BMI）14.5，体形消瘦，尿有微量酮体。在医生的追问下，小美承认自己对身材要求比较高，近一年多来一直在减肥，每天进食量极少，更可怕的是，有时候她只是吃了一小碗米饭，都会在饭后催吐，说这样不仅不会饿，还能够减肥，同时开始疯狂运动，每天要跳绳 3 000 个、仰卧起坐 20 分钟。医生诊断小美出现的低钾血症是由于神经性厌食症导致的。她进食量不足导致钾的摄入量减少，剧烈运动导致钾通过汗液丢失，催吐导致消化液中钾丢失，而且剧烈呕吐引起的代谢性碱中毒进一步加剧了肾脏失钾，呕吐也可引起细胞外液量下降，激活了肾素-血管紧张素-醛固酮系统，也促进了肾脏排钾。

神经性厌食症是以患者自己有意地严格限制进食，体重下降至明显低于正常标准或严重的营养不良，伴有恐惧发胖或拒绝正常进食为主要特征的一种进食障碍。现代社会崇尚以瘦为美，神经性厌食症常见于 10～30 岁的年轻女性，男女比例是 1∶11，在世界范围内的整体患病率在 1/1 000 左右，近年来有增高趋势。厌食症的死亡率高达 20%，是所有精神障碍、心理障碍中死亡率最高的疾病，超过抑郁症、精神分裂症。神经性厌食症的患者多是处于生长发育和学业进步期的青少年，厌食症严重影响他们的身心健康和人生发展,但治疗非常困难,缺乏有效的药物。神经性厌食症的病因复杂,包括社会心理因素、家庭因素、个体易感素质、内分泌因素和下丘脑功能异常等。因此,神经性厌食症需要综合性治疗,在治疗的过程中需要团队的合作,需要精神科的医生、护士,需要营养师,需要心理治疗师,患者的内科问题需要内科医生或儿科医生去处理;另外还需要社工去协调疾病相关的学校等问题,同时也需要家庭治疗,改善家庭关系和互动方式。

神经性厌食症患者通常是由父母带患者就诊的,他们往往不认为自己有问题,认为自己很健康、精力还是很充沛,所以会拒绝治疗,否认疾病,否认危险性。神经性厌食患者为了达到减重的目的,拒食、催吐,甚至服用利尿剂、泻药等,这些措施产生的生理变化都可能引起一些临床症状或检查指标异常,而这些异常往往是患者就诊的原因。其中,低钾血症是一种经常会发生的情况,但很容易因为患者隐瞒病史而漏诊。如前所述,小美是由于出现乏力、双腿酸软、不能行走而就诊,如果医生没有仔细追问病史,可能无法发现她患有神经性厌食。可见,反复询问病史和详细观察患者行为对避免漏诊是十分必要的。

三、专业知识

血清钾浓度低于 3.5 mmol/L 称为低钾血症(hypokalemia)。通常情况下,血钾浓度能反映体内总钾含量,但在异常情况下,两者之间并不一定呈平行关系。而且低钾血症患者的体内钾总量也不一定减少,但多数情况下,低钾血症常伴有缺钾。低钾血症的原因和机制、对机体的影响、防治的病理生理基础如图 3-1 总结所示。

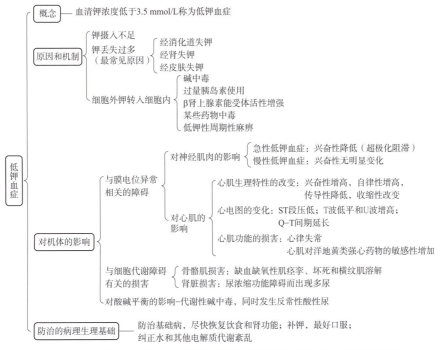

图 3-1 低钾血症的原因、机制,对机体的影响及防治的病理生理基础

四、融入的人文思政元素

(一) 形成临床思维,打磨临床职业技能

好的医生需要具备扎实的专业知识、敏锐的洞察力、准确的判断力、细致果断的性格,而这些都需要在长期的临床实践中多看、多问、多做。本案例旨在引导学生在日常临床学习过程中,仔细询问病史,形成临床思维,打磨临床职业技能,培养良好的职业素质。

融入:低钾血症的原因包括钾摄入不足、钾丢失过多和细胞外钾转入细胞内这三方面。

(二) 将医学人文关怀真正融入临床诊疗过程中

随着生活节奏的加快,社会竞争的加剧,诸如神经性厌食症、神经性贪食症、失眠症等"与心理因素相关的生理障碍"疾病发病率逐年增高。本案例旨在引导医学生关注这些与心理因素相关的生理障碍,将医学人文关怀真正融入临床诊断和治疗过程中。

融入:神经性厌食症可以导致低钾血症的发生。

(三) 树立正确、健康的审美观

神经性厌食症发病率上升与现代社会"以瘦为美"的畸形审美文化有关。年轻女性过度追求苗条,盲目追随社会潮流文化,缺乏自己的主观判断,为了追求瘦身,不惜牺牲健康为代价。由于对自身外在形体的过分注重,忽视了自身内在价值,使女性的自我价值感降低。因此,本案例可同时引导学生树立正确、健康的审美观,重视自身内在价值实现和提升,也倡导医学生做健康审美的推广人、健康减肥的普及者。

融入:减肥一定要以健康为前提,警惕神经性厌食症的发生。

案例四 "灾难医学"

一、教学目标

(一) 教学目标

掌握高钾血症的原因和机制、对机体的影响、防治的病理生理基础。

(二) 思政目标

以挤压伤综合征是引起高钾血症的原因之一为切入点,引出"灾难医学"案例。本案例着重引导学生了解灾难医学、了解国家卫生应急队伍的建设成效以及武汉方舱医院这一创举。帮助青年医学生树立爱国爱民、爱岗敬业的职业理想,鼓励不怕危险、勇于奉献、胸怀国家和社会责任,厚植爱国主义情怀,扎实基础专业知识,磨砺临床技能实践,在社会重大突发公共卫生事件中,做骁勇的战士。

二、案例

高钾血症是挤压伤综合征一个严重而且常见的并发症。四肢或躯干等肌肉丰富部位，长时间受到重物或重力挤压，或身体被动体位的压迫等原因所致的挤压伤导致肌肉组织缺血坏死，肌细胞破坏，细胞内成分包括钾离子释放入血，呈现的全身性病理生理改变，称为挤压伤综合征，多发生于地震等重大自然灾害、战争、采矿、工业和交通事故中。

人类的历史就是一部灾难史。全球范围内地震、洪水、海啸、核泄漏、交通事故及恐怖袭击等灾难不断发生，给各国政府和民众造成了极大的经济和生命损失。而灾难医学通过实施灾难医学救助，最大限度地抢救人的生命，最大限度地降低灾难损失，其重要性不言而喻。灾难医学(disaster medicine)是研究灾难条件下进行医学救援的科学规律、方式、方法和组织的一门科学，涉及灾难救援的各个方面、各个阶段，是灾难救援的重要组成部分。灾难医学介于灾难与医学之间，涉及多个学科，是一门与急救医学密切相关而又有明显区别的综合性学科。灾难医学与临床各科几乎都有关系，侧重院外的救护及管理，大部分工作是在灾难现场进行，不具备医院急诊的大型设备和先进的救护条件。灾难医学还包含了许多公共卫生学和预防医学的内容，无论是原发性疫病的灾难，还是灾后次生灾害的预防与控制，都离不开公共卫生学和预防医学。灾难医学面临的救治对象往往是大规模的人群，所要解决的问题除医学之外，还包含社会学、心理学及管理学等内容。灾难医学的内涵即紧急医疗准备，整个医疗体系随时都处于准备就绪的状态，一有灾害发生便能即时应变。从内容来说，灾难医学是把现代医学与紧急应变管理相结合。值得强调的是，灾难医学并不只有灾难发生时的紧急医疗，而是一套从灾前减灾、准备、紧急应变到灾后复原重建的完整体系。

国家卫生计生委印发的《突发事件紧急医学救援"十三五"规划(2016—2020年)》对国家卫生应急队伍的建设发展做出顶层设计。规划提出，到2020年末，建立健全紧急医学救援管理机制，全面提升现场紧急医学救援处置能力，有效推进陆海空立体化协同救援，初步构建全国紧急医学救援网络，基本建立我国专业化、规范化、信息化、现代化、国际化的突发事件紧急医学救援体系，有效满足国内突发事件应对需要，同时发挥我国在全球紧急医学救援中的作用。按照规划，要在全国规划布局建设7个国家紧急医学救援综合基地，指导各省份建设区域紧急医学救援中心，推进地市级、县级紧急医学救援站点建设。二级及以上公立医院应急管理专(兼)职机构设置全覆盖，全国开展相关学科研究生学历教育的高等院校达10个以上，从事紧急医学救援的医疗卫生专业人员培训率达90%以上。我国突发事件紧急医学救援工作取得显著成效，国家卫生应急队伍建设扎实推进，取得了长足进步。目前，我国已建和在建的国家卫生应急队伍有59支，其中已建成并命名的队伍有46支。59支队伍中，包括车载式卫生应急队伍48支，帐篷式卫生应急队伍(卫生应急移动处置中心)11支。其中,国家紧急医学救援队32支、国家突发急性传染病防控队19支、国家突发中毒事件处置队5支及国家核和辐射突发事件卫生应急队3支,涵盖全国31个省区市和新疆生产建设兵团。国家紧急医学救援基地在华北、华东、华中、华南、西南、西北及东北七大区域布局。

方舱医院也是医学紧急救援的手段之一。通俗地讲,方舱医院是由活动的"房子"建成,具有良好的机动性,为模块化组合,适合特殊情况下快速部署展开,对环境要求少、适应性强、救治功能范围广。在野战条件下,以医疗方舱、技术保障方舱、病房单元、生活保障单元及运力等为主要组成,方舱内不仅具备流动水洗手设施、药品及无菌物品存储、器械消毒灭菌、持续的电源供应等条件,还可开展手术,进行检验、彩超、X线、CT等检查,依托成套的装备保障完成伤员救治等任务。我国方舱医院先后参加了汶川地震、青海玉树地震等紧急医疗救援任务。2020年初,武汉"抗疫"过程中借鉴了方舱医院的概念,在紧急情况下建立了设施和配置不甚规范完备但规模很大的武汉方舱医院。武汉方舱医院的建立实现了对患者的应收尽收,切断了传播途径,最大程度地控制了疫情发展,实现了武汉疫情控制的重大转折。

三、专业知识

血清钾浓度高于5.5 mmol/L称为高钾血症(hyperkalemia)。高钾血症时极少伴有细胞内钾含量的增高,并且也未必总是伴有体内钾过多。高钾血症的原因和机制、对机体的影响、防治的病理生理基础如图3-2总结所示。

四、融入的人文思政元素

(一)"灾难医学"的发展

无论是地震、海啸及洪水等自然灾害,还是埃博拉、非典、寨卡及新冠肺炎等疫情风险,都是突发灾难事件。灾难医学始于灾前民众防灾知识普及、专业队伍建设,终于灾中现场救治、分级转运,延于灾后防病防疫、心理疏导,是以医学科学为主进行的全灾难过程干预。对灾难医学的认识和重视、国家卫生应急队伍的建设都将使我国卫生应急水平明显提升,有效减轻各类突发事件对人民群众身心健康和生命安全的危害,保障社会和谐稳定与经济平稳发展。灾难医学中应急救援医学人才的培养是关键的一环,贯穿了整个灾难救援过程。医学生作为灾难医学应急救援的重要后备力量,其对灾难医学相关知识的掌握情况将直接影响未来灾难医学的发展和灾难救援的成效。

融入: 高钾血症是挤压伤综合征中一个严重而且常见的并发症。当在灾难中,有伤者被重物长时间挤压应该警惕挤压伤综合征的出现。

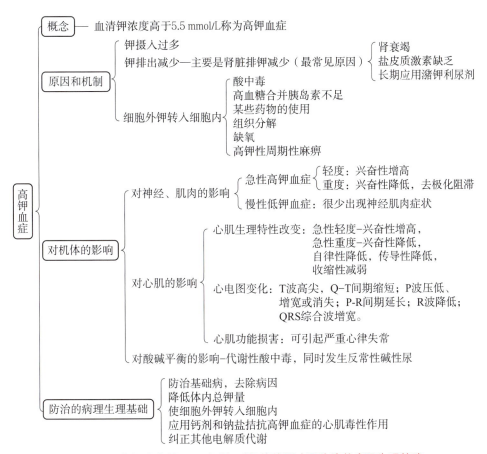

图3-2 高钾血症的原因、机制,对机体的影响及防治的病理生理基础

(二) 社会重大突发公共卫生事件面前,医生即战士

医生是一个与危险、风险相伴的职业。新时期的一些重大突发公共卫生事件因其突然性、未知性、感染性和强致病性等更容易给战斗在第一线的医务人员的生命和健康带来重大的伤害。然而,在社会重大突发公共卫生事件面前,医生即战士。医乃仁术,无德不成医。本案例鼓励青年医学生胸怀国家和社会责任,厚植爱国主义情怀,扎实基础专业知识,磨砺临床技能实践。使他们在未来的危机处置中能够不惧危险、勇于奉献,以高尚的医德和精湛的医术护佑人民的健康,无愧于白衣天使的美誉。

融入: 突然发生,造成或者可能造成社会公众身心健康严重损害的重大传染病、群体性不明原因疾病、重大食物和职业中毒以及因自然灾害、事故灾难或社会安全等事件引起的严重影响公众身心健康的公共卫生事件称突发公共卫生事件。

(李晓波)

主要参考文献

[1] 林琳,刘伟佳,吴德平.中国青少年进食障碍研究进展[J].中国学校卫生,2020,41(5):797.

[2] 卢金淼.从儿科医生荒说起[N].医药经济报,2015-12-30.

[3] 李乃适,艾合买提江·吐乎提,张化冰,等.以低钾血症起病的神经性厌食症探讨分析[J].中国卫生检验杂志,2011,21(10):2467.

[4] 马元,乔莉,伏杭江,等.挤压综合征患者高钾血症的现场诊断和治疗[J].灾害医学与救援,2014,3(2):124.

[5] 王建枝,钱睿哲.病理生理学[M].9版.北京:人民卫生出版社,2018.

第四章　酸碱平衡紊乱

案例一　酸碱体质大骗局

一、教学目标

（一）教学目标

系统学习机体酸碱平衡理论，掌握酸碱的概念、挥发酸和固定酸的概念、酸碱物质的来源；理解机体不断生成酸性或碱性的代谢产物，并经常摄取酸性食物和碱性食物，但是正常生物体内的 pH 总是相对稳定，这是依靠体内各种缓冲系统以及肺和肾的调节功能来实现的，应掌握这些调节机制，为后续学习酸碱平衡紊乱奠定坚实基础。

（二）思政目标

以正常酸碱平衡调节为切入点，引出"酸碱体质"大骗局事件。本案例旨在倡导学生坚持"透过现象看本质"的科学精神，用科学的思想武装、占领人的头脑，用科学的利器回击伪科学和反科学。进一步地引导学生认识医学科普实践能力培养的意义，积极投身于医学科普实践，自觉培养自己初步的医学科普实践能力，为提高我国全民科学素质作出应有的贡献。

二、案例

相信不少人在社交网络上一定看到过这些说法："酸性体质是百病之源""肉吃太多，血液会变酸性""得癌症是因为你体质太酸""想要身体变成碱性，多吃蔬菜、喝碱性水就好啦！"……这些所谓的"养生鸡汤"迷惑了不少人，很多产品也都是基于此进行售卖和维持暴利的。这些谎言是基于一个所谓的"酸碱体质理论"，其声称：人的体质有酸碱性之分，偏酸性体质会导致包括癌症在内的各种疾病；想要健康，必须保证身体的碱性环境。这场大骗局始于 2002 年，一个叫做罗伯特•阳（Robert Young）的人出版了一本名字叫《酸碱奇迹：平衡饮食，恢复健康》的书，首次在书里提出了所谓"酸碱体质"理论；接着又陆续出版了"酸碱奇迹"系列书籍。短短几年时间,他的这些书都成为了热销榜上的畅销书,并被翻译成多种语言,畅销到世界各地很多国家,而罗伯特·阳成为了全球人眼中的超级"健康专家"。他给癌症患者注射所谓的"碱性药物"针剂,每针就要500美元。

道恩·卡莉(Dawn Kali)女士于2007年被诊断出患有乳腺癌。她听从了罗伯特·阳的建议,放弃了化疗等传统治疗,接受"酸碱体质"理论疗法,因而错过了最佳治疗时机。2015年,道恩·卡莉把罗伯特·阳告上法庭。2018年11月2日,美国加州圣迭戈法庭判决罗伯特·阳赔偿卡莉1.05亿美元,其中包括9000万美元身体、精神损失费和1500万美元惩罚性赔偿金,而卡莉最初寻求的赔偿金仅为1000万美元。罗伯特·阳当庭承认骗局,"酸碱体质"的伪科学也被推翻。在庭审过程中,大家发现,这样一位大名鼎鼎的"神医",根本没有行医资格,连博士文凭都是花钱买来的。他给患者注射的所谓"碱性药物"针剂,竟然只是普通的静脉注射液和小苏打的混合物!由于巨大的社会影响和高额的罚金,该案件震惊全世界。这一欺骗了全世界16年的理论,在中国已经催生出了巨大的商品市场,最为典型的就是饮用水、保健品领域。众多瓶装水都爱标注"天然弱碱性",大量碱性水在广告宣传中提到产品有防止心血管病、抗癌及开发智力等"神奇"的作用。有意思的是,在央视2010年"3·15晚会"上,市场上热销的"碱性水"改善人体pH值谎言被戳破了。揭露了碱性水的骗局后,有企业仍然到处宣传碱性水更健康。"酸碱体质"在我国还辐射到了生育领域——调节体内的酸碱度可以决定生男生女,生女孩的精子耐酸,生男孩的精子耐碱,这是酸碱调理影响生男生女的所谓理论基础。有准妈妈深陷此误区,用碱水洗阴道,破坏了阴道天然的弱酸性环境,结果损害了阴道的自洁作用,引发妇科疾病。

人体酸碱度指的是体液的酸碱强弱程度。体液包括血液、尿液、唾液及胃液等,不同的体液酸碱度不同,而所谓的"酸碱体质"论并没有将体液进行区分。一般来说,人体的pH值是以血液pH值为指标的,且恒定在7.35~7.45。因此,人体的pH值一定是弱碱性,不存在酸性体质的问题。正常状态下,机体不断产生并摄入酸性和碱性物质(包括碱性水),但是体液的pH总是相对稳定,这是依靠体内各种缓冲系统以及肺和肾的调节功能来实现的。肿瘤细胞由于Warburg效应生成大量乳酸,再加上肿瘤局部缺血缺氧,最终导致肿瘤局部酸性代谢产物蓄积、pH降低,但不代表癌症患者是酸性体质,更不能说酸性体质的人容易罹患癌症。

三、专业知识

人体有一套酸碱平衡的调节系统。尽管机体在正常情况下不断生成和摄取酸或碱性物质,但血液pH却不发生显著变化,这是由于机体对酸碱负荷有强大的缓冲能力和有效的调节功能,保持了酸碱的稳态。机体对体液酸碱度的调节主要是通过体液的缓冲、组织器官缓冲系统的调节来维持的(表4-1)。

表 4-1 机体对酸碱平衡的调节

缓冲对缓冲系统	缓冲对	缓冲反应	缓冲速度	缓冲能力（血液中该系统占整个缓冲系统百分比）
碳酸氢盐缓冲系统	HCO_3^-/H_2CO_3	$H^+ + HCO_3^- \rightleftharpoons H_2CO_3$	立即发生	血液碳酸氢盐缓冲系统（35%） 细胞内碳酸氢盐缓冲系统（18%）
血红蛋白和氧合血红蛋白缓冲系统	Hb^-/HHb $HbO_2^-/HHbO_2$	$H^+ + Hb^- \rightleftharpoons HHb$ $H^+ + HbO_2^- \rightleftharpoons HHbO_2$	立即发生	35%
磷酸盐缓冲系统	$HPO_4^{2-}/H_2PO_4^-$	$H^+ + HPO_4^{2-} \rightleftharpoons H_2PO_4^-$	立即发生	7%
蛋白缓冲系统	Pr^-/HPr	$H^+ + Pr^- \rightleftharpoons HPr$	立即发生	5%

组织器官缓冲系统	机制	缓冲速度
肺	改变 CO_2 排出量来调节血浆碳酸浓度	数分钟至数小时
细胞内外离子交换	细胞 K^+ 与细胞外 H^+ 交换	2～4小时
肾	重吸收及再生 HCO_3^-、泌 NH_4^+、磷酸盐酸化尿液	数小时至数天
骨	骨骼的钙盐分解对 H^+ 的缓冲	数小时至数天

四、融入的人文思政元素

（一）坚持"透过现象看本质"的科学精神

"酸碱体质理论"之所以能够畅行无阻，与骗子的刻意所为、相关产业链从业人员的利欲熏心是分不开的，但公众容易陷入此类骗局的根本原因还是缺乏科学素养。根据中国科协发布的第十次中国公民科学素质抽样调查结果，我国具备科学素质的公众比例为8.47%。这个比例虽然比之前大有提高，但总体来说还是偏低的。公民科学素质越高，骗子招摇撞骗的市场就越小，反之亦然。近年来，高科技日益改变着我们的生活，新技术、新概念层出不穷，但与此同时，各种"伪科学"和"伪科技"产品也鱼目混珠。越是如此，就越需要对新事物、新概念秉持一份冷静甄别的理性意识，坚持一种"透过现象看本质"的科学精神。只有用科学的思想武装、占领人的头脑，用科学的利器回击伪科学、反科学的冷枪暗箭，才能保证社会的可持续发展、人类的日益进步。

融入：人体的 pH 值是以血液 pH 值为指标的，且恒定在 7.35～7.45。机体对酸碱负荷有强大的缓冲能力和有效的调节功能，保持了酸碱的稳态。所谓的"酸碱体质理论"是伪科学。

(二)积极投身医学科普实践

科学素质是公民素质的重要组成部分。近年来,公众科学素养水平快速提高,但在不同人群中还存在不平衡现象。公民科学素质的提高需要培育求真务实、善辨真伪的科普土壤。充分调动在职科技工作者、大学生、研究生等各界人士参与公民科学素质教育的积极性,发挥他们的专业和技术特长,形成一支规模宏大、素质较高的兼职人才队伍和志愿者队伍。医学卫生领域的伪科学、反科学的现象还屡见不鲜,在某些地区、某些人群中落后的医学卫生观念还根深蒂固。因此,用现代医学科学知识武装起来的当代医学生,有责任也有能力对专业知识进行活学活用,把专业、准确的医学知识普及给大众,把蕴涵在医学知识中的科学意识传输给大众,共同提高全民族的科学素质和健康水平。医学生科普实践能力是医学生除了进行系统的专业学习外,面向公众、将医学科学知识服务于公众,以提高公众科学素质尤其是医学卫生科学知识素质为己任的一种能力。因此,本案例引导学生认识医学科普实践能力培养的意义,鼓励学生利用新媒体、新技术,采用贴近生活、通俗易懂的形式来阐述医学专业问题,强化科普与艺术、人文融合,提升医学生传播科普、志愿科普的工作意识能力,为提高我国全民科学素质作出应有的贡献。

融入:回击"酸碱体质理论"这一伪科学必须向大众科普正确的酸碱平衡理论,才能正本清源、以正视听。

案例二 卓越的医学科学家阿道夫·库斯莫尔

一、教学目标

(一)教学目标

系统学习并掌握代谢性酸中毒的概念、原因和机制、分类、机体的代偿调节、对机体的影响以及防治的病理生理基础。

(二)思政目标

以代谢性酸中毒机体的代偿调节和"Kussmaul 呼吸"为切入点,引出卓越的医学科学家阿道夫·库斯莫尔(Adolf Kussmaul)的案例,追溯"Kussmaul 呼吸"的命名历史,利用优秀医学科学家的经典故事启发学生的批判精神,以榜样的力量激励学生追求真理、勇攀科学高峰。引导医学生认识到科学研究遵循观察、假设、实验和分析这一一般规律和方法。

二、案例

1822 年 2 月 22 日,阿道夫·库斯莫尔出生于德国格拉本的农场。他很小就接触医学,陪着身为医生的父亲出诊和验尸。库斯莫尔18岁开始在海德堡大学学习医学,在那里他获得了医学博士学位。库斯莫尔1845年毕业后即被海德堡大学聘为医学教授。他渊博的知识和强烈的好奇心促使他研究和著述涉猎甚广,包括失语、眼科学解剖、内镜、胃炎、产科及结节性多动脉炎等。1902年5月28日凌晨,他因冠心病发作在海德堡去世。在其80年的生命里,阿道夫·库斯莫尔对医学科学作出了众多贡献,而这些似乎远非一个人所能完成。他是全世界医生和医学生的楷模,践行了科学无止境、探索永不停。

库斯莫尔是第一个认识到眼底镜需求的人。在他23岁还是医学生时就开始试图发明一种工具可以观察眼底,但由于他还没有找到合适的光学装置,没有成功发明最终的产品。在之后的从医生涯中,他首先描述了阅读障碍,首先描述了结节性多动脉炎,首先描述了进展性延髓麻痹,首先诊断了肠系膜栓塞,首先进行了胸穿和洗胃,首先尝试了食管镜和胃镜,首先发现了奇脉。最为知名的是以他名字命名的医学名词:Kussmaul 征、Kussmaul 呼吸和 Kussmaul 病。库斯莫尔观察到,吸气时周围静脉回流增多,而已缩窄的心包使心室失去适应性扩张的能力,致静脉压增高,吸气时颈静脉明显扩张,该体征被称为 Kussmaul 征。Kussmaul 病也称 Kussmaul-Maier 病,即结节性多动脉炎。1866年,库斯莫尔与病理学家鲁道夫·马耶(Rudolf Maier)报道了一例结节性动脉周围炎。患者是一位27岁的男性学徒裁缝工,他出现发热、厌食、麻木、肌无力、肌痛以及少尿。这些症状进行性加重,患者于1个月后死亡。尸检发现沿着中等大小动脉分布着许多结节。库斯莫尔和马耶首次将疾病的组织学特点、实验室检查和完整的临床评估(包括病史和查体)结合起来做出准确诊断。这种理解和定义疾病的方法也成为后来临床医生的标准方法。

1874年,库斯莫尔医生详细描述了糖尿病昏迷患者的体检发现:这是一种特殊类型的呼吸困难,空气进出时肺必须与阻塞作斗争,即使当患者处于深度昏迷而失去知觉的状态下依然呈现出空气饥渴。这种糖尿病酮症酸中毒导致的昏迷被称为 Kussmaul 昏迷,其异常的呼吸模式被称为 Kussmaul 呼吸。Kussmaul 呼吸就是呼吸加深加快,是因为代谢性酸中毒时,酸血症通过对中枢及周围化学感受器的刺激,兴奋呼吸中枢,从而使 CO_2 呼出增多。库斯莫尔描述的"空气饥饿"是机体的一种代偿机制。其代偿意义是使血液中 H_2CO_3 浓度(或 $PaCO_2$)继发性降低,维持 $[HCO_3^-]/[H_2CO_3]$ 的比值接近正常,使血液 pH 趋向正常。

库斯莫尔医生也是内镜发展史上不可不提的人物。历史上首先尝试进行食管检查的是库斯莫尔医生。他之所以认为用当时的内镜去做食管检查是可行的,是因为他被当时的江湖杂耍"吞剑"震惊了:既然有人可以吞剑,那把一根硬质的窥镜管子从口腔插入胃部应该也可行,只要能正确固定患者头部和颈部的位置。1868年,他找来一名吞剑者作为他的实验对象,成功地将硬质管的胃镜伸到了实验者的胃部。库斯莫尔医生受街头吞剑表演的启发,研制的金属管状式胃镜是世界公认的第一台胃镜。

库斯莫尔医生一生中撰写了大量著作,作出了许多突破性的贡献,涉及多个学科,包括心脏病学、风湿病学、内分泌学、胃肠病学、精神病学和神经病学等。他的科学研究始终遵循观察、假设、实验和分析这一基本规律和方法,未来的医学研究也将如此。

三、专业知识

(一) 代谢性酸中毒

代谢性酸中毒(metabolic acidosis)是指细胞外液 H^+ 增加和(或) HCO_3^- 丢失引起的 pH 下降,以血浆 HCO_3^- 原发性减少为特征,是临床上常见的酸碱平衡紊乱类型。代谢性酸中毒的原因和机制、分类、机体的代偿调节、对机体的影响以及防治的病理生理基础如图 4-1 总结所示。

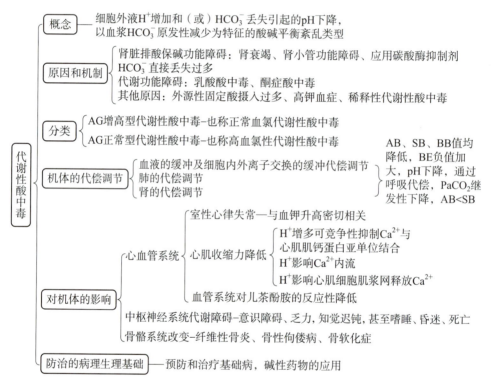

图 4-1 代谢性酸中毒的原因和机制、分类、机体的代偿调节、对机体的影响以及防治的病理生理基础
注:AG,阴离子间隙;AB,实际碳酸氢盐;SB,标准碳酸氢盐;BB,缓冲碱;BE,碱剩余。

(二) 肺在代谢性酸中毒中的代偿调节作用

血液 H^+ 浓度增加可通过刺激颈动脉体和主动脉体化学感受器,反射性引起呼吸中枢兴奋,增加呼吸的深度和频率,明显地改变肺的通气量。代谢性酸中毒当 pH 由 7.4 降到 7.0 时,肺泡通气量由正常 4 L/min 增加到 30 L/min 以上,呼吸加深加快(也称为酸中毒 Kussmaul 深大呼吸)是代谢性酸中毒的主要临床表现,其代偿意义是使血液中

H_2CO_3浓度(或$PaCO_2$)继发性降低,维持[HCO_3^-]/[H_2CO_3]的比值接近正常,使血液pH趋向正常。呼吸的代偿反应是非常迅速的,一般在酸中毒10分钟后就出现呼吸增强,30分钟后即达代偿,12~24小时达代偿高峰,代偿最大极限时,$PaCO_2$可降到10 mmHg。

四、融入的人文思政元素

(一)医学生科研思维能力的培养

科研思维是指在科研过程中拥有一种科学的思维方式,实质是主动发现问题、解决问题的思维模式,其基本过程是发现问题、了解问题、深入思考、提出假设、建立方法、实验验证或否定假设、提出理论来解释初始所发现的问题。作为医学生不仅要掌握扎实的医学知识,更重要的是要具备发现和解决医学问题的科研思维能力和素质,根据患者的表现,研究病因、发病机制和病理过程,进而确定诊疗策略。本案例在于引导医学生了解并逐步建立发现问题、提出假设、验证假设的科研思维,同时,使同学们感悟到在科学道路上,科学家们善于观察、勤于思考、大胆创新的探索精神。

融入:呼吸加深加快(也称为酸中毒Kussmaul深大呼吸)是代谢性酸中毒的主要临床表现。Kussmaul呼吸是以卓越的医学科学家阿道夫·库斯莫尔的名字命名的。

(二)鼓励临床医学生成长为研究型临床医生

现代医学的发展越来越依赖于科学技术的进步。世界著名医学院的学术声誉不仅仅是他们医生精湛的医疗技术,更是这些医生们在医学研究中的重大发现、成果和对医学科学的贡献。我国外科界的前辈裘法祖院士曾经说过:"如果一个外科医生只会开刀,他只能成为开刀匠,只有会开刀又会研究才能成为外科学家。"新中国成立以来,我国多位临床医学科学家取得了许多原创性的、影响深远而广泛、得到国际上公认的研究成果,推动了我国乃至世界医学进步。阿道夫·库斯莫尔医生不仅是一名治病救人的临床医生,更是对医学科学发展作出重要贡献的医学科学家。本案例引导并鼓励临床医学生立志成长为一名研究型临床医生,对于很多病因不清的疾病,通过查阅最新的文献,进行科学研究,创造新的知识、诊疗技术和指南,或者将现有的最新的临床证据,采用研究的方法使它变为临床常规。同时,在临床工作中多观察、多总结,凝练科学问题,确定研究目标,然后用系统的、科学的方法研究,而发病机制的阐明、新的诊疗技术的发明必将促进该疾病的防治。

融入:以阿道夫·库斯莫尔的名字命名的医学术语有多个,阿道夫·库斯莫尔不仅是一名治病救人的临床医生,更是一位对医学科学作出了众多突破性贡献的卓越的医学科学家。

案例三 癔症患者与呼吸性碱中毒

一、教学目标

（一）教学目标
系统学习并掌握呼吸性碱中毒的概念、原因和机制、分类、机体的代偿调节、对机体的影响以及防治的病理生理基础。

（二）思政目标
以呼吸性碱中毒的原因为切入点，引出癔症患者发作引起呼吸性碱中毒的案例，引导学生认识到诊疗患者的同时一定要重视患者的心理健康。帮助医学生理解医学模式的发展，形成科学精神和人文精神相融合的理念，适应未来医学发展。

二、案例

不久前，一名37岁的女性唐某多次因家庭不和、与家人口角后心情久久不能平复，反复发作呼吸困难、气短、头晕、心悸、手脚冰凉、手指或上肢强直、发抖、有几次手指竟僵硬成了鸡爪般模样且说不出话来，每次发作均就诊神经内科，各项检查未发现异常，医生诊断唐某患了"癔症"。另一名45岁女性患者陈某，因甲状腺癌入院接受甲状腺次全切除术，术后8小时左右出现口周及双手麻木、肌肉僵硬，考虑甲状旁腺损伤引起的低钙血症，立即给予葡萄糖酸钙缓慢静脉推注，但陈某症状逐渐加重，全身肌肉僵硬。查血清钙、磷均正常，观察患者情绪焦虑、呼吸急促，动脉血气分析：pH 7.6，$PaCO_2$ 31 mmHg，诊断为癔症发作引起的呼吸性碱中毒(respiratory alkalosis)。立即戴双层医用口罩，同时做好心理疏导工作，缓解患者焦虑情绪，15分钟后患者症状逐渐缓解，复查动脉血气分析正常。

癔，心意病也。癔症(hysteria)又被称为"歇斯底里"。hysteria的字面意思是"源自子宫的"。古代西方医生认为癔症的发作是因为女性的子宫在身体里乱跑导致出现了奇怪的幻觉和行为，主张对重症患者做子宫切除。这种错误的认识直到19世纪才被精神科学家弗洛伊德等人纠正。现代医学将癔症称为分离转换性障碍，是由精神原因引起的精神障碍，如重大生活事件、自我内心问题、生活中的人际关系、家庭纠纷、情绪激动等，作用于个体导致的以解离和转换症状为主的精神疾病。癔症主要表现有分离症状和转换症状。分离指过去经历与当今环境和自我身份认知完全或部分不相符；转换是指精神刺激引起的情绪反应，接着出现躯体症状，一旦躯体症状出现，情绪反应便褪去或消失，这时的躯体症状被称为转换症状。上述两位患者出现的过度通气、呼吸性碱中毒及神经、肌肉兴奋性增高症状即是躯体转换症状。

癔症发作时可引起精神性通气过度,进而导致 $PaCO_2$ 降低、pH 升高,即发生呼吸性碱中毒。碱中毒时,因血 pH 值升高,使血浆游离钙减少,即使血总钙量不变,但只要血浆 Ca^{2+} 浓度下降,神经肌肉的应激性就会增高,表现为腱反射亢进,面部和肢体肌肉抽动、手足搐搦。唐某和陈某这两位患者表现出的"鸡爪样"双手即和低钙血症有关。神经系统功能障碍除与碱中毒对脑功能的损伤有关外,还与脑血流量减少有关,因为低碳酸血症可引起脑血管收缩。对癔症发作引起的急性呼吸性碱中毒可吸入含 $5\%CO_2$ 的混合气体或嘱患者反复屏气,或用塑料袋套于患者的口鼻上使其反复吸回呼出的 CO_2 以维持血浆 H_2CO_3 浓度,症状即可迅速得到缓解,也可酌情使用镇静剂。有手足搐搦者可静脉注射葡萄糖酸钙进行治疗。

三、专业知识

呼吸性碱中毒是指肺通气过度引起的 $PaCO_2$ 降低、pH 升高,以血浆 H_2CO_3 浓度原发性减少为特征。呼吸性碱中毒的原因和机制、分类、机体的代偿调节、对机体的影响以及防治的病理生理基础如图 4-2 总结所示。

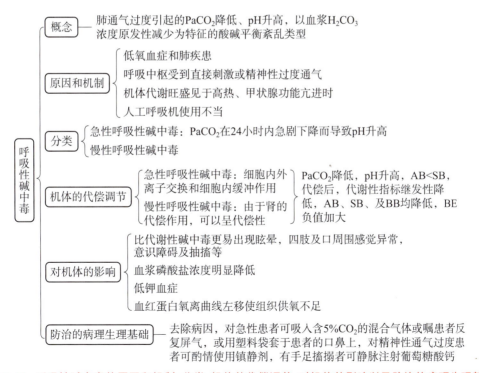

图 4-2 呼吸性碱中毒的原因和机制、分类、机体的代偿调节、对机体的影响以及防治的病理生理基础

四、融入的人文思政元素

医学对人体的认识经历了由"模糊人"到"生物人"再到"完整人"的过程，体现了人文回归的绵延曲折和人类认识客观世界的发展规律。医学模式已经进展到了生物-心理-社会医学模式。该模式是由美国罗彻斯特大学精神科医生恩格尔教授于1977年正式提出的。其理论根基可追溯到世界卫生组织给出的健康定义，即健康不仅是没有疾病或衰弱现象，而且是躯体上、精神上和社会适应上的一种完好状态，至少包含健壮的体魄和健全的心理精神状态。心理健康与身体健康可相互影响，心理的不健康可伤害身体，甚至引起躯体疾病；反之，长期躯体疾病的折磨也可引发精神和心理上的障碍。

现代社会的人们为适应快节奏的社会生活，不断地透支自己身体的同时，心理上也承受着巨大的压力。长此以往，很多人处于一种亚健康的状态，一旦这种亚健康状态被打破进而形成疾病，单纯地对患者身体进行诊疗是远远不够的。只关心生理疾病的痊愈，而不关心患者的心理状态乃至社会因素的影响，必然导致患者失去生命的完整价值。正如希波克拉底所言："了解一个病人比了解一个人得了什么病更加重要。"生物-心理-社会医学模式不仅要求医生对患者给予生物技术上的诊治，更要求医生从患者心理及其周围的社会因素角度综合考虑，以提供给患者全方位的医疗服务，帮助患者恢复健康，关爱患者、敬畏生命。因此，本案例的引入可以帮助医学生理解医学模式的发展，形成科学精神和人文精神相融合的理念，适应未来医学发展。

融入：癔症发作时可引起精神性通气过度，进而发生呼吸性碱中毒，产生面部和肢体肌肉抽动、手足搐搦等躯体症状。

案例四 "呼吸治疗师"新职业

一、教学目标

（一）教学目标

系统学习并掌握呼吸性碱中毒的概念、原因和机制、分类、机体的代偿调节、对机体的影响以及防治的病理生理基础。

（二）思政目标

以人工呼吸机使用不当导致呼吸性碱中毒为切入点，引出呼吸治疗师新职业的案例。本案例旨在介绍医疗健康行业细化的背景下，涌现出以呼吸治疗师为代表的与医疗健康相关的新职业，呼吸治疗师的出现也体现了医疗实践中多学科团队（multidisciplinary team，MDT）合作的必要性和重要性，案例中"2020年最治愈的画面"也唤起医学生对医患关系的思考。

二、案例

人工呼吸机使用不当，通气量过大是引起呼吸性碱中毒的原因之一。在现代临床医学中，呼吸机作为一项能人工替代自主通气功能的有效手段，已普遍用于各种原因所致的呼吸衰竭、大手术期间的麻醉呼吸管理、呼吸支持治疗和急救复苏中，起到预防和治疗呼吸衰竭、减少并发症、挽救及延长患者生命的重要作用。人工呼吸机包括有创通气和无创机械通气两种。机械通气的目的在于纠正急性呼吸性酸中毒、纠正低氧血症、降低呼吸消耗、预防和治疗肺不张、为安全使用镇静剂和肌松剂提供通气保障和稳定胸壁等。在重症监护室，单是呼吸机的种类就有十几种，各种复杂的参数、患者心肺功能的细微变化，都需要密切关注，一个细微参数的设置往往会影响患者的康复质量，这也对操作人员的专业性提出了更高的要求。

2020年3月5日，在新冠病毒（2019-nCoV）疫情袭击下的武汉，志愿者拍下了一张"2020年最治愈的画面"。照片中，落日余晖下，卧床的87岁新冠患者和27岁的复旦大学附属中山医院援鄂医疗队队员刘凯同时伸手指向太阳的方向，这一刻，被金色阳光包裹的他们仿佛是披着铠甲的战士，真是"至暗时刻，最暖心的画面"！刘凯是重症医学科的一名呼吸治疗师。2020年2月，人力资源社会保障部、市场监管总局、国家统计局联合发布了包括"呼吸治疗师"在内的16个新职业，促使人们意识到专职的呼吸治疗师已经成长为一个迫切需要的职业。新冠肺炎疫情防控期间，呼吸治疗师这支新兴的队伍加入了疫情防控阻击战，呼吸治疗师作为离"敌人"最近的战士，被称为"抗疫前线的特种兵"，为抗击新冠肺炎作出了突出的贡献，同时也走进了普通大众的视野。

呼吸治疗师，起源于美国，其是介于医生与护士之间的一类新兴职业。呼吸治疗师工作内容十分特殊，主要是为全院范围内呼吸功能不全的患者提供以各类呼吸支持治疗和气道管理为主的临床操作技术，而呼吸支持技术和气道管理是此次新冠肺炎救治最重要的生命支持手段。尤其是在危重新冠肺炎患者的救治中，呼吸治疗师发挥了重要作用。呼吸治疗师的任务包括：呼吸支持（氧疗方案的制订与实施、机械通气的监测与实施）；气道管理（人工气道的建立、维护及拔除）湿化雾化的监测与实施、气道内吸引及气管镜等；危重症患者的转运；肺康复；呼吸机的管理和维护和重症超声与ECMO实施、监测等。曾有人比喻，医生是船长，那么呼吸治疗师就是水手，各司其职，共同为患者保驾护航。

三、专业知识

呼吸性碱中毒的原因有以下几方面。

1. **低氧血症和肺疾患**　初到高原地区,由于吸入气氧分压过低,或某些患有心肺疾患、胸廓病变的患者,可因缺氧刺激呼吸运动增强,CO_2 排出增多。但外呼吸功能障碍如肺炎、肺梗死、间质性肺疾病等给 O_2 并不能完全纠正过度通气,说明还有其他因素参与。实验资料表明,牵张感受器和肺毛细血管旁感受器在肺疾患时过度通气的发生机制中具有重要意义。

2. **呼吸中枢受到直接刺激或精神性过度通气**　中枢神经系统疾病如脑血管障碍、脑炎、脑外伤及脑肿瘤等均可刺激呼吸中枢引起过度通气;癔症发作时也可引起精神性通气过度;某些药物如水杨酸、铵盐类药物可直接兴奋呼吸中枢致通气增强。革兰氏阴性杆菌败血症也是引起过度通气的常见原因。

3. **机体代谢旺盛**　见于高热、甲状腺功能亢进时,由于血温过高和机体分解代谢亢进而刺激引起呼吸中枢兴奋,通气过度使 $PaCO_2$ 降低。

4. **人工呼吸机使用不当**　常因通气量过大而引起严重呼吸性碱中毒。

四、融入的人文思政元素

(一) 医疗健康行业的细化及多学科团队合作

如今,随着人们对健康的日益重视,医疗健康行业的细化也越加明显。呼吸治疗师、出生缺陷防控咨询师、康复辅助技术咨询师、健康照护师……这些与医疗健康相关的新兴职业,很多人都没有听说过,却都是人社部等部委今年公布的新职业名称。未来的医疗健康行业细分将更加明显,也更加专业,服务水平更高。新职业的出现不仅推动了行业发展,也给相关人员带来了新机遇,提供了更多的发展空间。

呼吸治疗师等新职业的出现也体现了医疗实践中多学科团队(MDT)合作的必要性和重要性。MDT 是由多个不同学科专家组成相对固定的团队,通过在固定的时间、地点举行会议,综合讨论患者诊疗措施的医疗模式。这个团队的核心在于通过团队成员之间的互动、讨论、取长补短,来拿出一个使患者生存获益的治疗方案。通过这种多学科专家组协作诊疗模式,实现了以患者为中心、以多学科专家组为依托的有机结合,保障患者得到规范、个体化的诊疗方案。

融入:人工呼吸机使用不当,通气量过大是引起呼吸性碱中毒的原因之一。随着呼吸机的广泛使用,在医生指导下,对心肺功能不全或异常者给予诊断、治疗和护理的呼吸治疗师必不可少。

(二) 医患之亲

本案例中"2020 年最治愈的画面"感动和温暖了无数人,落日余晖成为很多人心中的"朝阳",充满着治愈后的希望和美好。这个瞬间也是我们一直在追求的融洽医患关系的最美好缩影。本思政案例也唤起医学生对医患关系的思考,如何让这"医患之亲"不会成为防疫期间的昙花一现? 如何让此种良性关系维持常态? 融洽的医患关系,医患彼此信任才是治病良方!

融入: 呼吸治疗师是距离新冠肺炎患者最"近"的人。

(李晓波)

主要参考文献

[1] 陈南华,朱涛,诸葛青云.医学生科普实践能力培养的意义及途径探讨[J].西北医学教育,2008,16(6):1066-1067.

[2] 宫福清.医学生医学人文精神培育研究[D].大连:大连理工大学,2012.

[3] 梁宗安."战疫"大军中有支呼吸治疗师队伍[N].健康报,2020-03-02.

[4] 刘海涛,韩刚,陈莹莹,等.甲状腺术后呼吸性碱中毒误诊为甲状旁腺损伤1例[J].中国普通外科杂志,2015,24(5):668

[5] 王建枝,钱睿哲.病理生理学[M].9版.北京:人民卫生出版社,2018.

[6] JOHNSON S K, NAIDU R K, OSTOPOWICZ R C, et al. Adolf Kussmaul: distinguished clinician and medical pioneer [J]. Clin Med Res, 2009, 7(3): 107-112.

[7] REHNBERG V, WALTERS E. The life and work of Adolph Kussmaul 1822-1902: 'Sword swallowers in modern medicine' [J]. J Intensive Care Soc, 2017, 18(1): 71-72.

第五章 缺 氧

案例一 我国高原医学开拓者：一辈子跟"缺氧"较劲的吴天一院士

一、教学目标

（一）教学目标

掌握乏氧性缺氧的概念，发病机制以及临床表现等。

（二）思政目标

了解我国高原科学家们在高原性缺氧领域中的故事以及杰出贡献。深度了解科学家们如何将"爱国情、强国志、报国行"统一起来。增强青年一代的责任感和使命感，为建设世界科技强国凝聚力量。

二、案例

青藏高原被地理学家称为地球第三极，这里的平均海拔高度在 4 000 米以上。西藏是世界上平均海拔最高、空气中平均含氧量最低、高原疾病最多的地区。由于低压缺氧、寒冷、干燥等气候特征和恶劣的生存环境，高原红细胞增多症等各种高原疾病发病率居全国之首。高原医学围绕高原病和地方病的发生、发展机制和防治措施展开，研究的关键点是解决缺氧问题，对保护高原群体身体健康，促进经济社会发展意义重大。

吴天一是我国高原医学研究的开拓者、塔吉克族第一位院士。1958 年，他响应祖国号召来到青海工作，曾目睹过多位高原建设者因高原低压、缺氧的环境而患上高原病，甚至献出生命。当时我国高原医学的研究还是一片空白，他便下定决心从事低氧生理和高原医学研究。为探索高原病的成因，吴天一的工作曾常年在马背上颠簸，实地获取了十万多份原始生理、病理资料；在特高海拔建立高山实验室。高原科研工作中，吴天一大部分时间都是在高山、冰川、草地，道路崎岖，多次车祸造成肩胛骨、髌骨、肋骨、股骨等 14

处骨折,最严重的一次,一根肋骨差一点戳入心脏。1992年,青海省高原医学科学研究所建成了全国最大的高低压综合舱。虽然当时已做过动物实验,但第一次人体模拟试验由谁进去?吴天一几乎没有犹豫,他说:"技术设计是我做的,当然应该我第一个进去。"凭借一系列开创性成果,2001年,吴天一成为青海省地方科研院所里走出来的第一位工程院院士,也是塔吉克族的第一位院士。吴天一曾亲身参与过青藏公路建设,在担任青藏铁路一期建设高原医学顾问和二期建设高原生理研究组组长期间,把自己多年来对高原病的研究成果奉献给铁路建设者。在他的坚持下,工程全线配置了17座制氧站、25个高压氧舱,急性高原病抢救成功率近100%,未发生一例高原病死亡事故。40多年来,吴天一用一次次的实际行动、一项项的科研成果填补了我国低氧生理和高原医学研究领域的空白,搭建起中国高原医学研究的基础框架,了解人类在高海拔地区的适应性、高原病发生的机制。

中国是世界上最大的"高原之国",40年间在几代前辈专家的带领下,我国高原医学的队伍已经不断壮大,我国高原医学理论发展不断创新,技术发展突飞猛进,实践应用成效卓越。在人类低氧适应、高原病防治和高原国防及经济建设作出突出贡献。2020年9月11日,习近平总书记在北京主持召开科学家座谈会时指出:"科学成就离不开精神支撑。科学家精神是科技工作者在长期科学实践中积累的宝贵精神财富。"

三、专业知识

缺氧(hypoxia)是指组织供氧不足或用氧障碍,导致机体产生相应的功能、代谢和形态改变,这一病理过程称为缺氧。缺氧是慢性阻塞性肺疾病、急性呼吸窘迫综合征、严重急性呼吸综合征(SARS)、心肌梗死、缺血性脑卒中、失血性休克、氰化物中毒及CO中毒等多种疾病共有的病理过程。缺氧也常见于健康人进入高海拔后引起的高原病,或者发生于氧含量较低的特殊环境中,如坑道、井下、潜水携带的封闭式换气系统。缺氧是许多疾病引起死亡的最重要原因。

(一) 乏氧性缺氧

乏氧性缺氧(hypoxic hypoxia)是指进入血液的氧气不足,从而导致组织的供应氧不足引起的缺氧,又称低张性缺氧(hypotonic hypoxia)。

(二) 常用的血氧指标(图5-1)

1. 血氧分压 血氧分压(partial pressure of oxygen,PO_2)为物理状态溶解于血浆中的氧分子所产生的张力。正常动脉血氧分压(PaO_2)参考值为95~100 mmHg,其高低主要取决于吸入气的氧分压和肺的通气弥散功能。正常静脉血氧分压(PvO_2)约为40 mmHg,其变化反映组织、细胞对氧的摄取和利用状态。

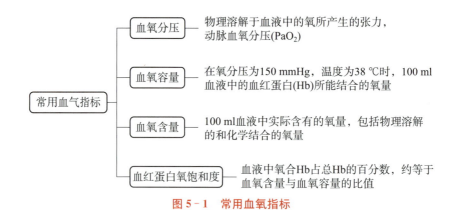

图 5-1 常用血氧指标

2. **血氧容量** 血氧容量(oxygen binding capacity, $CO_2 max$)指在氧分压为 150 mmHg,温度为 38 ℃时,100 ml 血液中的血红蛋白(Hb)被氧充分饱和时最大结合的氧量。其大小取决于血液中 Hb 的质与量。正常成人若按每 100 ml 血液含 150 g/L Hb 计算,血氧容量为 20 ml/dl。血氧容量变化反映血液携带氧的能力。

3. **血氧含量** 血氧含量(oxygen content, CO_2)为 100 ml 血液中实际包含的氧量,包括物理溶解的氧和血红蛋白实际结合的氧量。正常动脉血氧含量(CaO_2)约为 19 ml/dl,静脉血氧含量(CvO_2)约为 14 ml/dl。血氧含量的变化取决于血氧分压和血氧容量。动脉与静脉血氧含量的差值,反映组织从单位容积血液中摄取的氧量。正常值约为 5 ml/dl。

4. **血红蛋白氧饱和度(oxygen saturation of hemoglobin,SO_2)** 指血液血红蛋白与氧结合的百分数。血氧饱和度=(血氧含量-溶解的氧量)/血氧容量×100%。正常动脉血氧饱和度(SaO_2)为 95%~98%,静脉血氧饱和度(SvO_2)为 70%~75%。血红蛋白氧饱和度主要取决于血氧分压,两者的关系可用氧合血红蛋白解离曲线表示。此外,当血液 pH 下降、温度升高、CO_2 分压升高或红细胞内 2,3-DPG 增多时,血红蛋白与氧的亲和力降低,氧离曲线右移;反之,氧离曲线左移,表示 Hb 与氧的亲和力增高。

(三) 乏氧性缺氧的常见病因

1. **吸入气氧分压过低** 即由于吸入气氧分压的降低,弥散进入血液的氧减少引起缺氧。多见于高原、高空或者通风不良的矿井、坑道等。

2. **肺通气和(或)换气功能障碍** 即由于外呼吸功能障碍导致动脉血氧分压降低引起缺氧。常见于呼吸道狭窄或阻塞,胸腔疾病、肺部疾病、呼吸中枢抑制或呼吸肌麻痹等。

3. **静脉血分流入动脉** 多见于右向左分流的先天性心脏病患者。由于右心未经氧合的静脉血掺入左心的动脉血中,动脉血氧分压降低引起缺氧。

(四) 乏氧性缺氧引起的血氧变化特点及机制(表5-1)

表 5-1 乏氧性缺氧的血样变化特点

指标	变化特点
动脉血氧分压	降低
动脉血氧含量	降低
动脉血氧容量	正常或升高
动脉血氧饱和度	降低
动静脉血氧含量差	正常或降低

乏氧性缺氧的血氧变化特点主要是由于动脉血氧分压降低,直接导致动脉血氧含量、动脉血氧饱和度降低,动-静脉血氧含量差减少。急性乏氧性缺氧不伴有血红蛋白质或量的变化,所以血氧容量一般在正常范围。在慢性缺氧患者体内,因为红细胞和血红蛋白的代偿性增加而使血氧容量增加,此时慢性缺氧组织利用氧的能力代偿性增高,因此动静脉血氧含量差可变化不显著。

乏氧性缺氧时,动、静脉血液中的脱氧血红蛋白浓度增高。当毛细血管血液中脱氧血红蛋白平均浓度达到 5 g/dl 以上时,患者皮肤和黏膜呈现青紫色,称为发绀(cyanosis)。

四、融入的人文思政元素

本案例以高原环境是引起缺氧的重要原因为切入点,引出我国高原医学领域的拓荒者、奋斗者——吴天一院士的案例。吴天一院士60多年如一日,攻克高原医学难题,助推我国高原医学走向世界,为高原各族人民健康服务。通过这些作出重大贡献科学家的先进典型事迹,引导医学生学习他们攻坚克难、勇攀高峰的创新精神,爱党爱国、坚守初心的高尚品格。在祖国需要的时候,施展才干,报效祖国,把个人的成长成才融入祖国的大发展中。吴天一院士曾多次提到,做学问很难,一辈子不确定能否做出来,道路艰辛,要走这条路必须是有事业心的人,对这个土地对人民有感情的人。该案例的引用有助于激励医学生弘扬和发挥科学家精神,将爱国情、强国志、报国行统一起来,增强科学家的社会责任感和使命感,为建设世界科技强国凝聚力量。

融入:高原地区疾病与平原地区相比,除了共性也有自身的特性。急性高原病如高原肺水肿、高原脑水肿大多是致命性的;慢性高原病(高原心脏病和高原红细胞增多症)严重危害高原人群的健康,防治任务艰巨。然而,低氧状态也能激活人体生理功能,利用高原环境治疗支气管哮喘已经在一些国家和地区展开。因此,如何更好地开发高原资源,构建新时代下的"高原健康"新理念是医学生的使命。

案例二 细胞如何感知和适应氧气供应的机制与临床应用

一、教学目标

（一）教学目标

掌握长期慢性或者轻度缺氧时，缺氧相关基因的高表达可提高细胞对氧利用能力的机制。

（二）思政目标

本案例以缺氧诱导因子1(hypoxia-inducible factors 1，HIF-1)在细胞感知和适应氧气供应机制中的重要调控作用为切入点，引出2019诺贝尔生理学或医学奖的基础研究成果，并进一步引申到2019届诺贝尔奖发现的临床应用——罗沙司他药物的简要作用机制和药物原理。帮助学生了解罗沙司他是我国本土孵化的创新药物，它在中国首发上市，意味着中国首次成为全球首批首创作用机制药物的国家，这在中国新药注册史上具有里程碑意义——我国药品审批能力已经具备国际水准。

二、案例

高原世居藏族对高原缺氧环境有很强的适应能力。与移居汉族相比，藏族可以以较低的耗氧量完成同等的做功，说明藏族在组织细胞水平对氧的利用效率高，是其适应高原低氧环境的重要机制。

氧气是一切需氧生物生存的基本条件。因此，生物体必然存在感受氧气的信号识别系统。生物学家对氧气感受的认识在最近十几年才逐渐清楚。

美国医学家威廉·凯林(William Kaelin)、英国医学家彼得·拉特克利夫(Peter Ratcliffe)和美国医学家格雷格·塞门扎(Gregg Semenza)发现低氧诱导因子1(HIF-1)广泛存在于急、慢性缺氧细胞中，是细胞适应低氧的重要转录因子。2019年，诺贝尔生理学或医学奖授予他们，以表彰他们在理解"人体和大多数动物细胞感知和适应氧气变化机制"研究中所作出的贡献。三位科学家的开创性工作证明，由于氧气水平改变引发的基因表达反应，与动物细胞内的氧气水平直接相关，这使得机体能够通过HIF转录因子的作用，实现细胞层面的快速响应以适应氧合作用。评奖委员会曾对此进行点评，认为"该获奖成果为人类开发出对抗贫血、癌症及其他疾病的新策略铺平了道路"。

细胞感知氧气相关机制为人们揭开了细胞与氧气互动的神秘面纱。缺氧刺激肾脏分泌促红细胞生成素(erythropoietin, EPO)基因表达时，人们发现了一种DNA结合蛋白，这种蛋白广泛存在于慢性缺氧细胞中，结合点位于EPO的3′端增强子第一部分，由

50 个左右核苷酸组成,故取名缺氧诱导因子(图 5-2)。

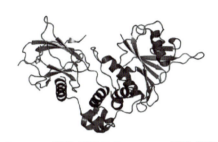

图 5-2 缺氧诱导因子(HIF)-1 蛋白结构

缺氧相关基因的表达受转录因子的调控,其中以 HIF-1 的作用最为重要。HIF-1 由 α 和 β 两个亚基组成。常氧时,HIF-1α 上的第 402 和 564 位的脯氨酸在脯氨酸羟化酶的作用下被羟化,进而经泛素化途径降解,使胞质中的 HIF-1α 保持在较低水平,HIF-1 的功能受抑制。脯氨酸羟化酶的活性受 PO_2 调节,同时这一羟化反应以氧为底物。缺氧时,脯氨酸羟化酶的羟化作用减弱,HIF-1α 的降解减少,胞质中的含量增高。HIF-1α 进入细胞核与 HIF-1β 形成二聚体,成为有活性的转录因子,与缺氧相关基因增强子中的特异序列结合,从而增强缺氧相关基因的表达。

在调节 HIF-1α 稳定性的脯氨酸羟化酶(HIF-PHD)被发现后,研究人员就一直致力于寻找各种能提高 HIF 水平的羟化酶抑制剂,因为这将开辟一条重要的药物研发新通路。事实上,一些通过抑制脯氨酸羟化酶来提高 HIF 功能的潜在药物,也已在临床试验中取得良好疗效。其中"罗沙司他"是首个利用 HIF 调控通路开发的治疗肾性贫血药物。2018 年 12 月 17 日,罗沙司他被国家药品监督管理局通过优先审评程序正式批准上市,用于治疗慢性肾病引起的贫血,包括透析和非透析患者。

慢性肾病患者(chronic kidney disease, CKD)由于肾功能障碍,促红细胞生成素生成减少,铁的吸收、转运及利用障碍,因此,肾性贫血是 CKD 患者常见的一种并发症。既往,临床多采用 EPO 治疗肾性贫血,但 EPO 的抵抗性和低反应性使其治疗存在一些不足,而 HIF 脯氨酰羟化酶抑制剂(HIF-PHI)的问世,为肾性贫血治疗开启新篇章。对于 CKD 患者而言,细胞并不存在明显缺氧状态,因此不会激活 HIF 通路,但 HIF-PHD 抑制剂——罗沙司他,可在氧分压正常情况下,可逆性地抑制 HIF-PHD 活性,干扰 HIF-1α 羟化,抑制 HIF-1α 降解,使 HIF 低氧通路持续活化,促进内源性 EPO 生成,增强铁利用率,从而改善慢性肾病患者贫血。

三、专业知识

缺氧的本质是细胞对低氧状态的一种反应和适应性改变。当急性严重缺氧时细胞变化以线粒体能量代谢障碍为主;慢性轻度缺氧细胞以代偿性调节为主。

（一）细胞代偿性改变

1. 无氧酵解增强 缺氧时，ATP 生成减少，胞质内 ADP 增加，ATP/ADP 比值降低，使磷酸果糖激酶活性增强、糖酵解过程加强，在不消耗氧的情况下生产 ATP，以补偿能量的不足，但是酸性产物增加。

2. 细胞利用氧的能力增强 长期慢性或者轻度缺氧，可使细胞内线粒体数量增多。同时，线粒体呼吸链中的酶(细胞色素氧化酶、琥珀酸脱氢酶)活性增强和含量增多，提高细胞对氧的利用能力。高原世居藏族对高原缺氧环境有很强的适应能力。与移居汉族相比，藏族可以以较低的耗氧量完成同等的做功，说明藏族在组织细胞水平对氧的利用效率高，是其适应高原低氧环境的重要机制。

（二）细胞的氧敏感调节与适应性变化

1. 载氧蛋白增加 慢性缺氧时细胞载氧蛋白(肌红蛋白、脑红蛋白及胞红蛋白)含量增多，组织、细胞对氧的摄取和储存能力增强。其中肌红蛋白是广泛存在于肌细胞中的载氧蛋白，当氧分压降低为 10 mmHg 时，血红蛋白的氧饱和度约为 10%，而肌红蛋白的氧饱和度可达 70%。所以，当肌细胞氧分压进一步降低时，肌红蛋白可释放出大量的氧。因此，增加肌红蛋白具有储备氧的作用。脑组织中的脑红蛋白有助于脑红蛋白转运氧通过血-脑屏障，增加脑组织氧的供应。

2. 机体的低代谢状态 缺氧时，机体细胞会通过减少糖、蛋白质的合成等方式，降低耗能过程从而减少氧的消耗，以维持氧的供需平衡。

（三）细胞缺氧时引起的器官系统功能与代谢变化

缺氧对机体多个系统器官组织产生广泛的、非特异性的影响。缺氧造成的临床结果与缺氧缓急和轻重有关。轻度缺氧时机体可通过调节(代偿反应)而不发生病理变化，但缺氧超过机体代偿能力时则出现病理变化。急性严重的缺氧，机体往往来不及充分发挥代偿作用，容易发生代偿不全和功能障碍，严重者导致重要器官不可逆性损伤，甚至危及患者生命。

四、融入的人文思政元素

基础研究和临床医学转化是医学发展的永恒旋律。基础医学原创研究成果是临床转化的重要源泉，并且基础医学和临床医学密切结合是提高一个国家原始创新能力的重要途径。基础医学研究是现代医药学的基础，也是生命科学的基础。基础医学与临床医学的关系非常密切，基础医学是临床医学的理论基础。它为临床医学提供新理论、新技术；而临床医学又不断为基础医学验证新成果，提出新课题，如此往复，不断解决医学中出现的问题，促进医学事业的发展。作为一名医学生，不仅要重视临床工作，还要关注疾病的基础研究，从基础研究到临床应用的转化。这一完整的过程是科研人员和医务人员携手造福人类的共同成果。

案例三 缺氧与脑卒中

一、教学目标

（一）教学目标
掌握循环障碍引起脑组织缺氧对中枢神经系统的危害。

（二）思政目标
随着中国老龄化进程加快，脑卒中(stroke)因发病率高、致残率高、复发率高及疾病经济负担重的特点，防控形势日益严峻。本案例以脑卒中为例，引出近十年来，我国脑卒中防治体系建设、卒中高危人群筛查、卒中高危人群干预等防治体系的构建，为降低病残、减少社会和家庭经济负担、实现党的十九大报告提出实施"健康中国"战略做出努力。

二、案例

脑卒中又称中风、脑血管意外，通常指包括脑出血、脑梗死、蛛网膜下腔出血在内的一组急性疾病。早在2400多年前，医学之父希波克拉底就已认识并称脑卒中为突然发作的瘫痪。两千多年前，我国《黄帝内经》中就有中风的记载。1620年，瑞士医生首次在尸检中发现因脑卒中死亡患者有脑内出血；并由此首次提出颈内动脉和椎动脉供血到脑的认知。2012年，中国脑卒中大会上报告指出，2008年，我国居民第三次死因抽样调查结果显示：脑卒中已成为我国国民第一位的死亡原因。世界卫生组织MONICA研究数据显示：我国脑卒中发生率高于全球平均水平，并以每年8.7%的速率上升，发病者约30%死亡，70%的生存者多有偏瘫失语等残障。2019年《中国脑卒中防治报告》指出，我国卒中发病率、患病率、病死率和经济负担逐年上升，发病呈现年轻化(40～64岁占比大于66.6%)，防治工作任重而道远。

2020年，复旦大学附属华山医院周良辅院士在中国脑卒中大会上提出，脑卒中防治对策的重心为：从疾病导向到健康导向；从以病人为中心到以人群为中心；从以治疗为重点到以预防为重点；从以大医院为核心到以社区、基层医院为核心；从仅医疗卫生职能部门关心到全社会共同关心。近十年来，我国脑卒中防治体系初步建成，已建立中国卒中中心联盟，制定规范化诊疗的标准操作流程，构建中国卒中医疗质量持续改进模式，开展临床规范和健康教育培训。为贯彻落实《健康中国活动(2019—2030年)》有关要求，推进脑血管疾病防治工作，国家卫生健康委脑卒中防治工程委员会将每年的9月29日—10月29日定为"中国防治中风宣传月"。

三、专业知识

（一）缺氧时机体的中枢神经系统变化

大脑的重量仅为体重的 2% 左右,而脑血流量却占心输出量的 15%,脑的氧耗量约占机体总氧耗量的 23%,所以,脑对缺氧极为敏感。缺氧引起中枢神经系统功能障碍的机制较复杂。主要的机制涉及神经细胞膜电位的降低,神经介质的合成不足。缺氧引起神经细胞膜通透性增加、细胞内游离 Ca^{2+} 增多、溶酶体酶的释放等,均可导致神经系统的功能障碍,甚至神经细胞结构的破坏。

（二）神经系统代偿性反应

急性轻度缺氧时,可出现情绪激动,失眠、头痛,以促使机体离开缺氧环境。脑内代谢降低,出现疲劳感,嗜睡,注意力不集中,思维能力、记忆力、判断力降低,运动不协调以及精神抑郁等症状。

（三）神经系统不可逆损害

严重缺氧引起患者惊厥、烦躁不安、昏迷甚至死亡。缺氧引起脑组织形态学变化主要是脑细胞肿胀、坏死及间质脑水肿。

四、融入的人文思政元素

针对慢病防治,我国政府出台了一系列政策支持以保护广大人民群众的身体健康。2012 年,我国出台首个《中国慢性病防治工作规划(2012—2015 年)》。2017 年,针对慢性病防治,出台中长期规划(2017—2025 年),从全方位、全周期保障人民健康,推进脑卒中防治工作。在坚持政府主导的前提下,认真贯彻习近平总书记关于健康教育。医务人员要树立大卫生、大健康的观念,全面提升脑卒中的系统管理。提高医务人员对脑卒中防控知识的宣传,提高人民群众防治意识,从而为保障国民健康作出更大贡献。

案例四 中国航天史上的突破——"飞天"航天服

一、教学目标

（一）教学目标

了解缺氧治疗的病理生理学基础。

(二) 思政目标

本案例以宇航服的生命支持系统研发为切入点,引出我国自主研发航天服的重大研究成果,并进一步引申中国航天人不畏重重困难,生产出了中国航天员的"生命铠甲"。激励学生爱国情怀和民族自豪感、传承"航天精神",面对困难要有自力更生、艰苦奋斗的精神。

二、案例

从古至今,人类对宇宙的探索从未停止。而宇宙空间的真空无氧、剧烈温差、辐射及微流尘等严酷环境对人体的危害是阻碍"载人航天"发展的一大壁垒。目前,"发展载人航天,开发空间资源"是我国在航天领域的重要目标。因此,舱外航天服制造技术的重要作用日益突显。舱外航天服不仅需要将宇航员与太空中的恶劣环境隔离开来,同时还需要提供气压、氧气、排放二氧化碳及适宜的温度等整套的航天员生命维持系统。换言之,舱外航天服实际上就是一种微型的宇宙飞船,其制造技术难度可想而知。由于舱外航天服的研制技术难度大,航天技术发达的国家往往也需耗费十年以上的时间去解决系列难题,并且对技术进行严密封锁。

众所周知,如何为宇航员在轨飞行提供足够的氧气,并且处理航天员产生的废气,是航天生命保障系统的首要任务。最初阶段,由于航天器在轨时间短,科学家将航天员所需的氧气预先储存在容器中,与飞行器一起发射。但是会引起因为舱内氧气消耗的失压事故。例如,1971 年 6 月苏联"联盟"11 号飞船返回舱在轨道舱分离时发生失压事故,导致 3 名航天员遇难。随后美苏针对宇航服生保系统不断进行研发。

新中国的航天事业起步晚,但进步速度之快却令世界瞩目,其中舱外航天服自主设计制作技术的突破在我国"载人航天"事业的发展中发挥了极大的推动作用。2006 年 1 月,承担舱外航天服研制任务的航天医学工程研究所为了联合攻克研制技术难关,向全国有可能具备制造能力的单位发出了竞标书。在这之后的 3 年里,中国航天人不畏重重困难,联合多方力量,在国际技术封锁的情况下坚持自主研发,综合应用多种先进工艺技术,攻克了多项重大技术难关,逐步实现了零的突破,创造了一个又一个奇迹,生产出了中国航天员的"生命铠甲"。目前,我国研发的宇航服能在舱压下降到 54 kPa 时自动接通应急供氧管路,为航天员输送每分钟 21 升的纯氧,并维持宇航服内部约 40 kPa 的工作压力。氧气从应急供氧管路进入宇航服,大部分氧气被导向头盔和人员面部,保障航天员正常呼吸,同时多余氧气从胸前的压力调节器排出,并携带走航天员呼出的二氧化碳和宇航服内产生的废热。该系统可以维持 6 小时供氧,达到保障飞船择机返回地面。

2008 年 9 月,中国神舟七号航天员翟志刚首次成功实现出舱活动时,他身上那件印着五星红旗的"飞天"舱外航天服第一次在距地球 300 多公里的茫茫太空"亮相"。这不但让国人倍感振奋,更让中国航天人自豪万分。"飞天"航天服抗压能力超过 120 kPa,具备完善的生命支持系统。携带的氧气瓶,采用复合压力,既保证了安全,又尽可能多地携带氧气。它的整体设计和各部件的设计、组装都是中国人自己完成的。这套"飞天"舱外航天服是我国第三次载人航天飞行中最难的一项技术,有力地保障了我国航天员在太空中正常在轨开展工作,同时也必将成为中国航天史上的一件非常重要的见证实物。

三、专业知识

缺氧治疗的主要原则是针对病因治疗和纠正缺氧。其中,氧气疗法简称氧疗。氧疗包括常压氧疗和高压氧疗。常压氧疗是指在常压下吸入纯氧或高浓度氧进行疾病治疗的方法;高压氧疗是在高于一个大气压的环境中吸入纯氧或高浓度氧以治疗疾病的方法。常压氧疗的主要目的是纠正一般性全身性缺氧,通过提高PaO_2和SaO_2,恢复正常的组织供氧;常压氧疗对低张性缺氧有较好的作用。高压氧疗可使CO中毒患者的血液氧分压增高,而且氧与CO竞争与血红蛋白结合,可促使碳氧血红蛋白解离。因此,有较好的疗效。

如果长时间吸入氧分压过高的气体则可引起组织、细胞损害,称为氧中毒(oxygen intoxication)。氧中毒的发生主要取决于吸入气氧分压,而不是氧浓度。氧中毒的发生与活性氧的毒性作用有关。

四、融入的人文思政元素

本案例以宇宙空间"真空无氧"可引起乏氧性缺氧为切入点,引出中国航天人克服重重技术难关,联合研制"飞天"舱外航天服,推动我国"载人航天"事业快速发展的事迹。引导学生了解我国航空航天事业虽然起步晚,但中国航天人时刻发扬"特别能吃苦、特别能战斗、特别能攻关、特别能奉献"的"载人航天精神",用不到4年的时间攻克国际上通常需要近10时间完成的研制技术,奠定了中国航天事业起点高、独立自主能力强的国际地位,启发学生爱国情怀和民族自豪感。中国载人航天即将迈向空间站时代,随之而至的将是载人月球探测、火星计划等载人深空任务。人与航天器的关系将更为复杂,其中可能出现更多的生命医学领域技术难关需要多个学科协调攻克,激励学生学习、传承"航天精神",自力更生、艰苦奋斗,为我国航天事业发展作出自己的贡献。

(向　萌)

主要参考文献

[1] 高钰琪.高原病理生理学[M].北京:人民卫生出版社,2009.
[2] 黄如训,苏镇培.脑卒中[M].北京:人民卫生出版社,2001.

[3] 吴天一.40年辉煌,不忘初心——高原健康,再启征程[J].高原医学杂志,2019,29(1):1-8.

[4] 吴伟康.图表病理生理学[M].北京:人民卫生出版社,2010.

[5] 肖平田.高压氧治疗学[M].北京:人民卫生出版社,2009.

[6] CHOUDHRY H, HARRIS A L. Advances in hypoxia-inducible factor biology[J]. Cell Metab, 2018, 27(2): 281-298.

第六章 发 热

案例一 疟疾以及抗疟药的研究

一、教学目标

(一) 教学目标

在了解恒定体温对机体内环境稳态及正常生命活动的重要维持作用的基础上,加深对可能引起体温升高的不同病因的理解,包括病原微生物及寄生虫等外致热原(exogenous pyrogen)以及某些非感染性因素的体内产物,均可以作用于机体,统称为发热激活物;同时明确发热激活物并不直接引起体温的变化,需激活产内生致热原细胞释放内生致热原(endogenous pyrogen,EP),进而介导后续环节。引导学生从常见的细菌或病毒入手,培养其发散思维,理论联系实际的综合能力。

(二) 思政目标

本案例以发热激活物中的一种外致热原——疟原虫为切入点,引出我国科学家对世界抗疟疾事业的重大贡献。以张昌绍、屠呦呦等为代表的我国科学家们在中医药领域取得的重大发现和进展,是对世界医疗卫生事业巨大的贡献,使防疟抗疟工作有了划时代的进展;同时也推进了中国医药卫生事业的发展,使中西医药结合以及中医药现代化、科学化有了空前大发展,起到了很好的示范和推进作用,为中医药未来发展树立了一个良好的榜样。以此激发学生的民族自豪感以及对开发中医药研究的信心,激发学生要以前辈为楷模,保持不断探索和勇于创新的精神,学以致用,回报社会。

二、案例

有一种与肺结核和艾滋病齐名的流行疾病,更为古老,作恶时间之久超出了我们的想象。负责传播它的寄生虫从单细胞动物中发展而来。经过漫长的进化,它感染了爬行动物、鸟类及哺乳动物,后来又通过灵长类动物传染给人类。这种寄生虫叫疟原虫,造成的传染病叫疟疾。世界卫生组织发布的《全球疟疾报告2019》表明，2018年，全球疟疾病例估计约有2.28亿例，死亡病例40.5万例。而在疟疾最严重时期，全球每年约有7亿人感染疟疾，约700万人死亡。

以屠呦呦为代表的中国科学家数十年坚持在艰苦的环境中从中医药中寻找抗疟新药。目前，青蒿中分离出的有效成分青蒿素及其衍生物是世界上治疗疟疾最有效的药物之一。青蒿素联合疗法已被用于几乎所有国家和地区的疟区，每年治疗病例1亿以上，降低了全球疟疾的发生率和病死率，挽救了数百万人的生命。青蒿素来自中医药，其发现启迪于中医药，它是中国传统医学和现代科技紧密结合，是中医药学对人类健康事业作出的一项巨大贡献。2015年10月，屠呦呦"从中医药古典文献中获取灵感，先驱性地发现青蒿素，开创疟疾治疗新方法"，获得世界影响力最大的自然科学奖项——诺贝尔生理学或医学奖。但屠呦呦自己却反复强调：研究青蒿素，是国家任务；获得成果，是团队贡献。她如此描述自己担当重任的时刻："1969年，中医科学院中药研究所参加全国'523'抗击疟疾研究项目。经院领导研究决定，我被指令负责并组建'523'项目课题组，承担抗疟中药的研发。这一项目在当时属于保密的重点军工项目。对于一个年轻科研人员，有机会接受如此重任，我体会到了国家对我的信任，深感责任重大，任务艰巨。我决心不辱使命，努力拼搏，尽全力完成任务！"她没想到多年后自己会因此获诺奖。她的学生说："她前往瑞典领奖时，身体其实很虚弱，并不宜于长途奔波，但她想的是，这是去为国争光。""她身上始终有老一辈人的爱国主义情怀。"这位84岁的老人在颁奖仪式上动情地说："我衷心祝贺协作单位同行们所取得的多方面成果以及对疟疾患者的热忱服务，对全国523办公室在组织抗疟项目中的不懈努力再次表示诚挚的敬意。没有大家无私合作的团队精神，我们不可能在短期内将青蒿素贡献给世界。"屠呦呦获诺奖后，中国科学院院长白春礼在贺信中说："您的获奖，是中国科学界的骄傲，我相信，这必将激励更多的中国科学家不断攀登世界科学高峰，为人类文明和人民福祉作出更多更大的贡献。"世界卫生组织全球疟疾项目主任佩德罗·阿隆索（Pedro Alonso）也说："屠呦呦和其他中国科学家在抗疟事业上的贡献是不可估量的。"屠呦呦却很平静："总结这40年来的工作，我觉得科学要实事求是，不是为了争名争利。"

青蒿素是1967年开始的"523"计划之主要成果，但"523"计划并非中国第一次从中药中发掘新药，青蒿素也并非中国第一次找到抗疟的化学分子。早在1940年我国一批医生、药理学家、化学家就曾通过相似的思路、途径和方法开展研究抗疟中药，其代表性人物是上海第一医学院药理学教授张昌绍（1906—1967）。传统抗疟疾药物奎宁，由于难以人工合成，需长期依赖从金鸡纳树皮中提取。然而二战时期，由于日本控制了全球90%奎宁来源，我国进口奎宁一度极为困难。1930年代末，卫生部属卫生实验处药理研究室南迁重庆，改为中央药物所后，国家开始了抗疟中药的研究。张昌绍1941年留学回国后担任中央卫生实验院药理研究室主任后不久就投身国内急需的抗疟疾药物研究中。虽然当时经费捉襟见肘，"简陋仪器和少量药品，多系借自上海医学院，故吾人均在万分艰苦环境下进行研究工作"。在这样的环境里,老一辈科学家张昌绍及其同事,坚持实验,并取得了卓越的成果。1946 年,张昌绍等在 Science 杂志报道,用现代科学方法首次从虎耳草科植物——常山中提取和结晶出的治疗疟疾的单体化学分子常山碱 B(dichroine B)。后经国内外科学家验证,常山碱抗疟活性为氯喹的 100 倍。然而由于常山碱比较严重的不良反应,包括恶心和呕吐,至今为止,其尚未能得到应用和推广。但常山碱的研究思路却开启了从中药中发现新药的先河。我国科学家在常山乙碱基础上改造的衍生物常咯林,具有心律失常的治疗作用。目前,临床用于一些心脏病,这也是当初始料不及的。相信随着毒理学、化学及制剂学等科学技术的进步,我们一定能够跨越这一障碍,使常山碱早日成为抗疟行之有效的特效药!

三、专业知识

(一) 发热的概念

人体体温的恒定是体内新陈代谢及正常生命活动发生的基础。体温调节高级中枢——视前区下丘脑前部(preoptic anterior hypothalamus,POAH)设定体温调定点(set point,SP),并围绕该 SP 对机体产热和散热两个过程进行调控。当由于某些致热原的作用使体温调定点自身水平升高,进而引起体温调节系统围绕新的调节点提高机体温度,这一过程就是发热(fever)。

需明确发热不是体温调节障碍,注意发热和过热两个概念的区分(图 6-1)。

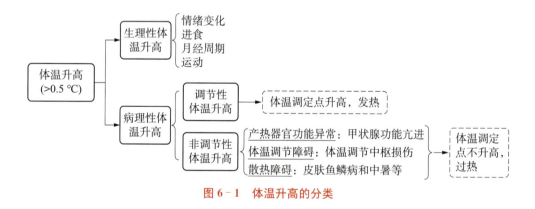

图 6-1 体温升高的分类

(二) 发热的病因

在大多数情况下,发热是人体对致病因子的一种病理生理反应。病原微生物及寄生虫等外致热原以及某些非感染性因素激活产内生致热原细胞,使之产生并释放内生致热原,进而引起体温的升高。这些外致热原和某些体内产物统称为发热激活物,又称 EP 诱导物(图 6-2)。

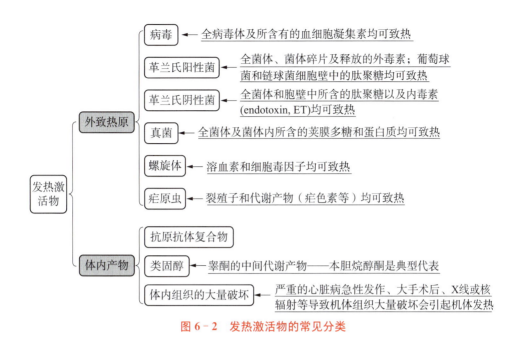

图 6-2 发热激活物的常见分类

四、融入的人文思政元素

(一) 勇于担起历史的使命、勇于创新,造福人类的健康事业

人类与疟疾这一古老传染病斗争的过程中,我国科学家在继承发扬中国医药学的基础上,充分运用传统及现代科学理论及方法手段,从千百年来与疟疾斗争积累的宝贵经验中,从浩如烟海的经典著作、民间验方等伟大宝库中找到治疗疟疾的有效药物——青蒿素。这为全世界几亿疟疾患者研制出新一代安全、有效的创新药。中医药学虽有其悠久的历史,但必然带有时代的局限性,面临快速发展的现代医学也必然会暴露出诸多缺陷和问题。当代医学生应当担起历史的使命,勇于创新,使中华民族的瑰宝在新时代焕发光彩,以进一步造福人类的健康事业。

(二) 以上医老前辈为榜样,为医学生树立一座精神丰碑

张昌绍教授1934年毕业于上海医学院,留校在药理系跟朱恒璧教授开始做研究;1937年考取公派留英;1941年归国后到重庆的中央卫生实验院任药理研究室主任,兼上海医学院药理学副教授;1946年后医学院搬回上海后,一直主持药理系工作,曾长期为国内最好的药理系。在艰苦的条件下,张昌绍教授不仅自己多次开展世界领先、有应用前景的药理学研究,而且还培养了我国一大批药理工作者,在我国药理学建设中起了重要的作用。

融入:近年来,国家在新药研发方面投入大量经费,重温我国近代药物研发历史给我们信心,也激励广大医学生开拓进取。

案例二 寻找"不明原因发热"病因

一、教学目标

（一）教学目标

掌握"调定点(set point，SP)"学说的主要发生机制；了解热限存在的生理意义；明确发热不是独立的疾病，但其变化可反映病情的进展，引导学生了解发热时相变化的特点，这对判断病情和估计预后都有着极其重要的意义。

（二）思政目标

该案例以发热病因多样性及复杂性的专业知识点引出上海某三甲医院感染科排查一例不明原因发热病例的过程，再现对待病因诊断时，医护专家所展示出来的"耐心、细致和重复"，强化医学生"以人为本"的意识，在医疗过程中不能只关注疾病本身、生硬地将患者看成组织、器官的综合体，而应注重"科学的观察"和"切身的体验"，主动地与患者进行沟通，从"疾病对患者意味着什么"的角度换位思考，尊重患者的心理感受和合法权利，为医患关系注入人文关怀，努力把医患沟通作为建设和谐医患关系的重要手段，引导医学生理解构建和谐医患关系在救治患者过程中的重要性和必要性。

二、案例

引起发热的疾病很多而且复杂，是临床鉴别诊断中重要课题。发热在一定程度上可以反映疾病的严重程度和病情的发展及变化，常常是临床观察的一个重要指标。在临床实践中，比较容易诊断的是急性短期发热，虽然病因有很多，但绝大多数是由于感染所引起，且伴有定位症状。然而如果发热时间持续3周以上，体温数次超过38.3℃，经至少1周完整的病史询问、体检和常规实验室检查不能确诊，简单的发热也会成为疑难杂症。

患者沈女士一年多前开始发热，39℃持续四五天才好转，但一周后，高烧又来。反反复复，怎么也查不出原因。她验血无数、做CT 20多次，还有骨髓穿刺、正电子发射-断层扫描(PET-CT)……几乎所有的诊疗手段都用了，但持续发热的原因还是找不到。患者辗转找到上海某三甲医院就医。收治入院以后，医生认为需要进一步的检查，但这引起了患者一家的抵触情绪，患者还出现了紧张性高热。通过反复的沟通和讲解，医生首先争得患者丈夫的支持，再像哄孩子一样做沈女士的思想工作，最终沈女士"点头同意"。检查结果相继出来了，肝脏穿刺显示：自身免疫性肝炎。但多年的临床经验使医生感到，发热并不能用简单的自身免疫性肝病解释。看病如同破案，靠的不仅是经验，更挑战医生的思维能力。因此，主诊医生再次召集感染性疾病及发热待查多学科会诊

(MDT),由感染科、血液科、风湿免疫科及皮肤免疫科等专家进行讨论。专家建议"因淋巴结位置较深,取病理比较困难,建议患者复查 PET-CT 协助诊治"。因为刚做骨髓穿刺没几天,夫妇俩就一咬牙商量决定不折腾了——回家过年!谁想高热又周而复始,这让患者咬牙做了第二次 PET-CT 检查,结果提示:全身多发高代谢,淋巴瘤不能排除。一旦明确淋巴瘤,对患者及一个家庭来说将是沉重打击。但医生并没有轻易下定论,认为还有疑点:若是淋巴瘤,发热一年多,患者理应是疾病晚期。急转直下的是患者突然出现嗜血细胞综合征,高热 39～40℃,白细胞、血小板计数快速下降,全身淋巴结再次肿大,病情凶险,所幸抢救及时。而再次骨髓穿刺活检结果为阴性,排除了血液系统疾病。院方第三次召集的发热待查多学科会诊(MDT)上,多学科专家结合病史及实验室检查,确诊为系统性红斑狼疮合并自身免疫性肝炎。主诊医生总结说:"医生个人的力量是有限的,要找到真相,需要更多'江湖高手'布阵合击,这就是多学科会诊的目的所在。"病因查明后,医生就可以开出有针对性地用药,沈女士的体温很快就稳定了。出院时,她泣不成声,发热一年多,这期间她住院 7 次,检查无数,绝望无数。终于在多学科团队合作下,成功确诊、重获新生。

三、专业知识

(一) 发热的发生机制

POAH 主要作为正调节中枢,含有温度敏感神经元,可以整合来自外周和深部的温度信息,损伤该区可导致体温调节障碍。而中杏仁核、腹中膈和弓状核则对发热时的体温产生负向影响。

当外周温度感受器收集相关的信息传入正负调节中枢,启动体温正负调节机制,两者协调作用:一方面通过正调节介质使体温上升,另一方面通过负调节介质限制体温升高。正负调节的相互作用限定了调定点上移的水平及发热的幅度和时程。因此,在发热时体温上升的幅度被限制在特定范围内,各种感染性疾病引起的发热很少超过 41℃,这种现象称为热限(febrile ceiling)。这是机体的自我保护功能和自稳调节机制,具有极其重要的生物学意义(图 6-3)。

(二) 发热的时相

临床上,常见的发热过程大致可分为 3 个时相。

1. **体温上升期**　发热的开始阶段,由于调定点的上移,此时原来的正常体温变成了"冷刺激",引起交感神经-肾上腺髓质系统以及下丘脑-垂体-甲状腺轴等一系列神经-体液调节活动的增强。

2. **高温持续期(高峰期)**　当体温达到调定点的新水平时,便不再继续上升,而是在这个与新调定点相适应的高水平上波动,所以称高温持续期,也称高峰期或稽留期(fastigium)。

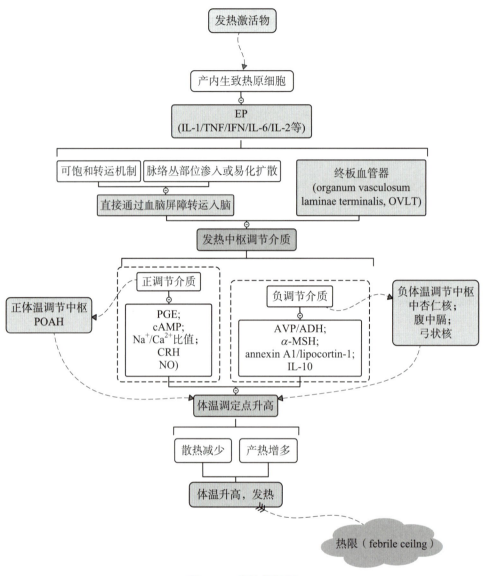

图 6-3 发热的机制

3. **体温下降期(退热期)** 经历了高温持续期后,由于发热激活物、EP 及发热中枢介质的降解或消除,体温调节中枢的调定点返回到正常水平。

三个时相各自的热代谢特点及临床表现总结如下(图 6-4)。

四、融入的人文思政元素

该案例以病因复杂的不明原因发热为例,提示疾病的临床诊断和鉴别是一门实践性很强的学科。疾病的发生、发展和转归是不断演变的过程,并通过不同方式表现出来。

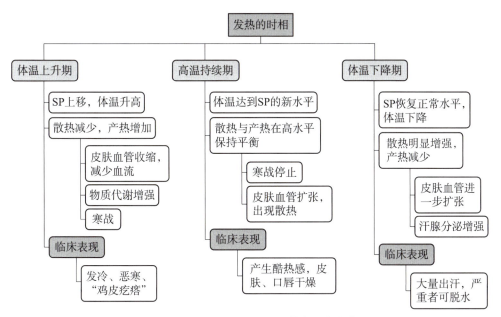

图 6-4　发热三个时相热代谢特点及临床表现

临床的复杂性还在于：同一疾病在不同个体、同一个体在不同阶段的表现都存在千差万别。无论是急诊、门诊和住院患者，疾病诊断与治疗的全过程都需要医生细致地观察。有意识地引导医学生养成用心观察、善于提问的职业习惯，鼓励医学生从基础阶段就能够掌握缜密的观察思辨能力，形成严密的逻辑推理能力。

融入：医患沟通是整个医疗过程的重要环节，医患间的交流和理解可极大地增强患者战胜疾病的信心，有利于医生对病情的诊断。

案例三 | 青霉素发现

一、教学目标

(一) 教学目标

发热防治的病理生理学基础包括：①大多数发热与自限性感染有关。因此，针对发热原因，消除发热激活物的作用，对其原发病进行治疗。②对于不过高的发热又不伴有其他严重疾病者，可不急于解热。但在某些情况下，发热过高或者过久会加重病情或促进疾病的发生发展、或威胁生命，应不失时机地及时解热。

(二) 思政目标

本案例通过介绍青霉素的发现史，展现了科学家潜心研究，甘于奉献的科学精神。青霉素的发现过程，就是一个不断探索、不断创新、不断进步的过程。没有创新，就没有进步,就没有未来。创新是全民族进步的灵魂,是国家兴旺发达的不竭动力。只有大胆探索,突破常规,才能在继承中创新和发展,才能开创科研的新局面。

二、案例

感染性疾病是临床上引起发热最常见的一大类疾病。在使用抗生素之前,我们对诸如肺炎、肺结核、淋病及风湿热等疾病束手无策。青霉素是世界上第一个应用于临床的抗感染类药物,凭借其高效性、低毒和临床应用广泛的特性,青霉素挽救了无数人的生命,开创了医学的新时代。20世纪20年代,伦敦细菌学教授亚历山大·弗莱明(Alexander Fleming)在一次清理凌乱的实验室时,注意到一些含有葡萄球菌的培养皿被霉菌污染,而葡萄球菌竟被抑制住了继续繁衍!他从青霉中提取出了一种可以杀死有害细菌的物质,并将其命名为"青霉素"。虽然这一发现还远远不能应用于临床治疗,但接着的十多年,科学家们一直致力于提纯青霉素。1939年,牛津大学病理学教授霍华德·弗洛里(Howard Florey)和他的同事钱恩(Chain)经过多次尝试,提纯出可药用的青霉素。他们先用了一年多时间进行动物有效性试验。1941年2月12日,伦敦一个警察因不慎刮伤脸部引起细菌感染,体温高达40.5℃。于是他成了人类第一个接受青霉素治疗的患者,连续5天的注射有效地控制了他的感染。然而因没有制备足够剂量的青霉素,警察还是因病情恶化而去世。这时正值第二次世界大战爆发之际,战场上对于治疗军人伤口感染的药物需求非常迫切,这极大地推动了青霉素的研发和量产。单纯以细菌性肺炎来说,青霉素使得士兵的死亡率从18%降到了1%。因此,1945年,弗莱明、弗洛里和钱恩因发现青霉素及其提纯方式而获得诺贝尔生理学或医学奖。青霉素问世是人类有效控制感染性疾病的里程碑。然而曾几何时,进口一支青霉素要一两黄金,如此天价使国人可望而不可及。1944年9月5日,中国第一批国产青霉素诞生,揭开了中国生产抗生素的历史。华北制药厂于1958年6月全部投产后,结束了我国青霉素、链霉素依赖进口的历史。目前,我国青霉素、半合成青霉素及其中间体的产量均居于世界前列并可供大量出口。在此过程中,汤飞凡、童村、马誉澂、张为申等科学家为我国青霉素与抗生素事业发展进行了艰苦努力并作出了历史性的贡献。

三、专业知识

据统计,临床上感染性疾病所引起的发热占所有发热原因的40%~60%,肿瘤性疾病、结缔组织疾病、血液系统疾病以及内分泌疾病等也是引起发热的常见原因。但是,临床上依然会出现各种不明原因体温升高的患者,需要医生用缜密的临床思维和反复细致的检查去鉴别诊断。

对于与自限性感染相关的发热,要针对其发热原因,治疗原发病。但在高热病例,尤其是达到41℃以上者,中枢神经细胞和心脏可能受到较大的影响。特别是小儿高热,容易诱发热惊厥,更应及早预防为佳。此外,心脏病患者以及妊娠期妇女,发热容易诱发心力衰竭,也应特别注意。处于妊娠早期的妇女如患发热或人工过热(洗桑拿浴)有致畸胎的危险;而在妊娠中、晚期,发热会进一步增加心脏负担,有诱发心力衰竭的可能性。

四、融入的人文思政元素

随着医学知识的更新,迫切地要求广大医务工作者及医学生们努力提高学习自觉性,提高专业技术水平,培养其创新意识。强烈的创新意识从何而来? 一是要积极接受新的事物,不断开阔视野;二是要加强自身的理论学习,不断提高自身的理论水平和知识修养。创新性地工作,需要大胆实践,敢于负责的精神。创新之路从来不会平坦。任何新经验、新做法在形成之前,都会遇到这样那样的风险。希望借此案例启发学生在科学实践中重视积累,敏于观察并对创新性的发现保持持久探究机制的热情。医学科学研究最终的目的是服务人类健康,也希望学生向老一辈科学家学习,学以致用,回报社会。

融入:科学研究对医学技术的推动作用。

(徐 晨)

主要参考文献

[1] 京虎子.微战争3:对决疟疾、艾滋病、流感[M].西安:陕西人民出版社,2014.

[2] 钱睿哲.病理生理学[M].9版.北京:人民卫生出版社,2018.

[3] 饶毅.中药提取抗疟化学分子第一人[J].科技导报,2015,33(20):127-131.

[4] JONES K R, CHA J H, MERRELL D S. Who's winning the war? Molecular mechanisms of antibiotic resistance in Helicobacter pylori [J]. Curr Drug Ther, 2008,3(3):190-203.

[5] LIGON B L. Penicillin: its discovery and early development [C]//SAUNDERS W B. Houston: Seminars in pediatric infectious diseases, 2004,15(1):52-57.

[6] MYROSLAVA P, CATHERINE L, JOANNA L, et al. Decreasing human body temperature in the United States since the industrial revolution [J]. Elife, 2020, 7;9:e49555.

第七章 应激

案例一 压力学之父——汉斯·塞里

一、教学目标

(一) 教学目标

掌握应激的概念和病理生理意义并熟悉应激原的概念和应激反应的分类。掌握应激时交感神经-肾上腺髓质系统和肾上腺皮质激素的变化和意义。了解全身适应综合征等有关应激理论。

(二) 思政目标

汉斯·塞里(Hans Selye)对应激研究领域作出了突出贡献。他率先开展"动物应激系统"研究,创造性地发现并完善"全身适应综合征"的理论,由此成为奠定应激理论基础的最重要的基石。

医学是一门理论密切结合实践的科学。医学生在成长过程中不仅要提高临床工作能力、培养良好职业道德和医德医风,还需要培养科研素质。通过介绍汉斯·塞里对应激的研究工作过程,引导学生重点关注他的贡献不仅在于设计研究方法的思维创新、应激研究动物实验的实践创新,还在于他通过现象探究本质的科研探索精神。通过该案例的介绍使得医学生学会善于在临床实践过程中发现问题、分析问题,最终解决问题,提升医学生的综合素质水平。

二、案例

应激(stress)一词原是物理学上的用语,是指某种外力作用物体而发生的反应改变,即压力。1936 年,加拿大生理学家汉斯·塞里在《自然》(*Nature*)杂志上发表论文,描述了一种可由细菌感染、中毒、X 射线、外伤等多种有害刺激引起的病理三联征(肾上腺肿大、胃肠道溃疡和胸腺淋巴结退化),并认为这些变化是机体在遭受有害刺激时出现的一种非特异性适应性反应,即为全身适应综合征(general adaption syndrome,GAS)或应激综合征(stress syndrome),从而将"应激"一词引入医学领域,形成了应激学说,推动了病理学和内分泌学的研究。汉斯·塞里以阐述了被称作压力/应激的人体紧张状态这一概念而著称,被称为"压力学之父"。

1907年1月26日,汉斯·塞里生于奥地利维也纳。他曾就读于布拉格德语大学医学系及巴黎大学和罗马大学。1931年,在美国约翰·霍普金斯大学工作,后前往加拿大麦吉尔大学任职。塞里的导师是甲状旁腺激素的发现者,1936年,塞里在麦吉尔大学生物化学系也进行激素研究。他每天把各种器官碾碎、萃取,然后给大鼠注射萃取物,观察大鼠的反应。可奇怪的是,不管注射哪种器官萃取物,大鼠的反应都一样:最开始(6~48小时)淋巴结、胸腺、脾、肝迅速缩小;脂肪组织减少;胃肠道急性溃疡。48小时后,出现肾上腺肿大,哺乳期的大鼠停止泌乳。1个月后,大鼠总是显得十分疲惫。甚至就连注射生理盐水的对照组大鼠都出现了类似的反应。根据以上观察结果,塞里认为也许注射什么东西不是关键,关键是给大鼠的压力太大了。作为一个敏锐的科学家,塞里选择给大鼠各种各样更大的压力。例如,让大鼠挨冻、锻炼及受伤等,还给大鼠注射肾上腺素、颠茄碱、吗啡、福尔马林等药物……大鼠们也"不负众望"地再次出现了种种症状。最后,塞里总结了自己的观察,把大鼠的这些反应称为"全身适应综合征"。后来发现,大鼠们所遭遇的一切,就是所谓的"压力/应激"。

塞里还根据应激时特定的生物学变化标志,如腺体形态变化、应激激素变化及躯体资源逐渐枯竭等情况,将全身适应综合征分为3个阶段:第一个阶段为警报反应阶段。当一个人或者动物察觉到危险时就会心跳和呼吸加速、血压升高、血糖含量增多。如果危险状况持续,就会出现第二个阶段,此为抵抗期。这时机体会试图回到一个平衡的状态。呼吸和心跳的频率回到正常状态,但是血糖仍然维持在一定高度,以提供额外的能量。如果危险压力仍然维持高水平,第三个阶段就会出现,为耗竭期。此时因储存的能量被耗尽而导致其极度的劳累,无法抵抗新的紧张性刺激。长期的压力可以导致严重的疾病。

1936年7月4日,29岁的塞里在《自然》杂志上发表了第一篇关于"一般适应综合征"即我们今天所知的"生物应激"的文章,标题是"由各种伤害性因素引起的综合征"。这是给《自然》杂志编辑的一封简短的信,描述了"机体的一般警报反应"的最典型表现,即包括胸腺淋巴管退化、胃溃疡、肾上腺的脂质排出,以及髓质中的嗜铬性丧失,塞里将其确定为对各种药物的非特异性适应性反应。虽然当时没有使用"应激/压力"一词,但他于1950年在蒙特利尔出版的关于这个主题的第一部综合性专著的简称为《压力》(图7-1)。随后,同一出版商在随后的5年内出版了书系列——《压力年度报告》。

1929年,美国生理学家坎农(W. B. Cannon)提出的由"交感素"起主导作用的应急反应[或"战斗逃跑逃"反应(fight or flight)]也是"应激"领域较为重要的研究基础。这个概念在20世纪三四十年代被广泛接受。塞里的重要贡献在于第一个证明了垂体-肾

The Physiology and Pathology of Exposure
to
STRESS
A treatise based on the concepts of the
GENERAL-ADAPTATION-SYNDROME
and the
DISEASES OF ADAPTATION
by
HANS SELYE
M.D., Ph.D. (Prague), D.Sc. (McGill), F.R.S. (Canada)
Professor and Director
of the
Institut de Médecine et de Chirurgie expérimentales
Université de Montréal

ACTA, INC.
MEDICAL PUBLISHERS
MONTREAL, CANADA

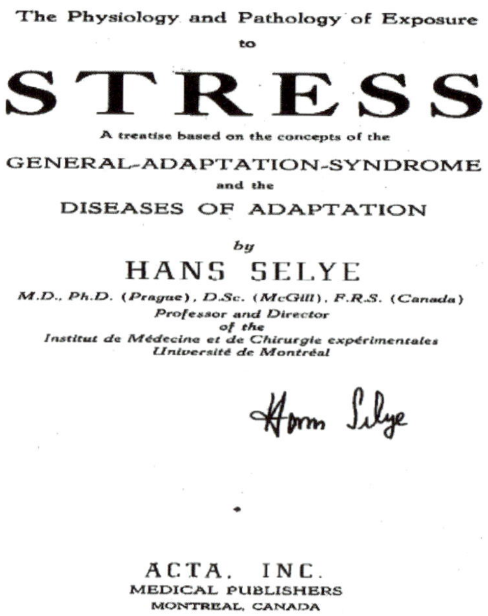

图 7-1 塞里在 1950 年出版的第一本关于压力的专著封面页

上腺皮质轴在应激反应中的关键作用。他还意识到除了神经内分泌系统的参与外，几乎所有其他器官系统(尤其是心血管、肺和肾系统)都会在应激反应的一个或几个阶段受到影响。他强调“非特异性”是应激原的主要特征。应激原即导致应激的各种因素。他不厌其烦地强调，应激原可能是物理因素(如冷和热)、化学因素(如福尔马林和乙醚)或心理因素。因此，塞里对应激的第一个定义是“身体的非特异性神经内分泌反应”。

塞里 29 岁时的这篇文章激发了 20 世纪和 21 世纪医学研究最彻底的“新浪潮”，他也经常被称为“医学研究的爱因斯坦”。他非常努力地工作，并达到了 20 世纪最有生产力和创造力的人所达到的“10 000 小时”规则，这反映在他一生中发表了 1 500 多篇文章和 32 本单作者著作。具体而言，我们从他的个人经历、在他 30 年活跃的科学生涯中以及他的同事描述中得知，塞里在他的研究所工作的时间为 06:00—18:00，每周 7 天，包括大多数传统节日。因此，并不奇怪他的发现远不止“应激综合征”。也就是说，塞里致力于利用动物模型进行应激研究之外，还将研究兴趣扩展到其他领域。通过不忽视“意外结果”，他发现了钙过敏症、过敏性水肿、肥大细胞的新作用、实验性心血管疾病的新模型以及类固醇激素有麻醉特性等，这些无疑与“应激综合征”有直接或间接的联系。他在 20 世纪三四十年代还进行了广泛的结构-活性研究，并根据激素的来源巧妙地命名了这些激素。例如，皮质激素(起源于肾上腺皮质)、睾丸激素(来源于睾丸)、卵泡激素和黄体激素(分别由卵巢的卵泡和黄体产生)。这些激素即为我们目前熟知的皮质激素、雄激素、雌激素和孕激素。他不仅对类固醇激素进行合理分类，并且认识到糖皮质激素和盐皮质激素不仅分别调节碳水化合物和水、电解质代谢，而且还发挥抗炎或促炎作用。这些开创性的发现大多发表在20世纪40年代最著名的研究和临床期刊上,其中具有代表性的包括他在1946年《柳叶刀》上发表的"肾上腺皮质与关节炎的关系"。尽管塞里获得了大约10次诺贝尔奖提名却没有获得诺贝尔奖,但他还是被国际公认为内分泌学、类固醇化学、实验外科和病理学领域的世界权威。

塞里对"人类疾病的动物模型"非常感兴趣,这是他对体内研究方法强调的自然扩展。事实上,他开发了几乎所有主要器官系统的化学诱导模型。正是由于他,我们认识到了十二指肠溃疡啮齿动物模型的重要性。塞里通过创新动物模型以及拓展其研究领域,证明基础科学研究人员通过创造力和努力工作可以发现新的生物现象、表现和疾病机制,为年轻研究人员树立了良好榜样。

在塞里的整个职业生涯里,他培养了40名博士生,其中一名(罗杰·吉尔曼)因分离下丘脑释放因子/激素而获得了诺贝尔奖。塞里的工作主要集中在医学和生物学领域,但也涉及哲学、社会学等。他撰写了1500多篇原创和评论文章,单独撰写了32本书,其中有些是学术性的书籍,比如《内分泌学教科书》(*Textbook of Endocrinology*)(1947)和《压力》(*Stress*)(1950)。有些书籍则是面向没有多少科学知识背景的人而写的,包括《适应综合征的故事》(1952)、《生活的压力》(1956)、《健康与疾病中的压力》(1976)和《癌症、压力和死亡》(1979)。他的自传《我生命中的压力》获得了1977年加拿大作家协会文学奖的最佳非小说类书籍奖。

值得一提的是,在应激研究历史上还有多位其他科学家的贡献,如瑞士生理学家赫斯(W. R. Hess)因发现大脑对内脏活动的调节作用而获得了1949年的诺贝尔生理学或医学奖。此外,恩斯特·盖尔霍恩(Ernst Gellhorn)于1967年提出了自主-整合理论模型(theory of autonomic-somatic integration),来解释机体对应激原做出反应的方式:以两个相互对抗又相互补充系统的动态平衡方式,调节神经、内脏和情绪行为,实现个体与环境的整体适应与发展。这两个系统,一个是非特应性系统(ergotropic system),介导"战逃"反应,是个体对外界刺激做出的生理反应;另一个是向营养性系统(trophotropic system),可协调机体内环境去适应"战逃"反应。

三、专业知识

(一) 应激原和应激反应的种类

应激是指机体在感受到各种内外环境因素和社会心理因素一定程度的刺激时,内环境稳态发生适应性改变与重建的过程,也称为应激反应(stress response)。应激原(stressor)是引起应激反应的各种因素。根据应激原的性质或来源,可将其进行分类(图7-2)。

根据应激原的种类、作用的时间和强度,可将应激分为:①躯体性应激和心理性应激;②急性应激和慢性应激;③生理性应激(也称为良性应激)和病理性应激(也称为劣

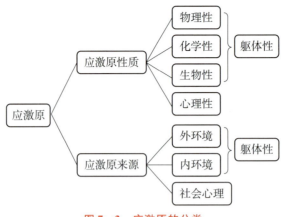

图 7-2 应激原的分类

性应激)。

导致躯体性应激的应激原有外环境的理化因素和生物学因素以及内环境的因素。引发心理性应激的应激原主要是心理和社会因素,包括职业竞争、工作压力、人事纠纷、重大或突发的生活事件、社会动荡以及自然灾害等。一些应激原既可导致躯体应激,又可导致心理应激,如严重创伤能使患者产生对残疾和愈后的焦虑,引发心理改变。

应激反应的生物学效应具有双重性。适度应激有利于提高机体应对环境变化的能力,但过强或持续时间过长的应激可导致急性或慢性器官功能障碍和代谢紊乱。应激与多种疾病的发生发展密切相关,包括心血管疾病、消化系统疾病、精神神经疾病和肿瘤等。

(二) 应激时的躯体反应

应激时的躯体反应涉及从整体到细胞多个层面的反应。应激时的基本反应是神经内分泌改变,以蓝斑-去甲肾上腺素能神经元/交感-肾上腺髓质轴和下丘脑-垂体-肾上腺皮质轴的强烈兴奋为代表,表现为血浆去甲肾上腺素、肾上腺素以及糖皮质激素水平急剧升高,产生中枢效应和外周效应(图 7-3)。此外,还有其他神经内分泌改变如胰高血糖素、抗利尿激素、β-内啡肽等水平增多和胰岛素的分泌减少。这些神经内分泌变化是应激时机体代谢和器官功能变化的基础。

(三) 全身适应综合征

采用不同的应激原如剧烈运动、毒物、寒冷、高温及严重创伤等因素处理实验动物,发现尽管应激原的性质不同,但他们所引起的全身性反应却很相似,即这些全身性反应具有非特异性。这种机体在遭受有害刺激时出现的非特异性的全身性反应即全身适应综合征或应激综合征。劣性应激原持续作用于机体,可最终导致机体内环境紊乱和疾病。全身适应综合征应激反应可表现为一个动态的连续过程,分为以下 3 期。

1. 警觉期(alarm stage) 在应激原作用后迅速出现,为保护机体防御机制的快速动员期。此期,神经内分泌改变以蓝斑-交感-肾上腺髓质系统的兴奋为主,并伴有肾上

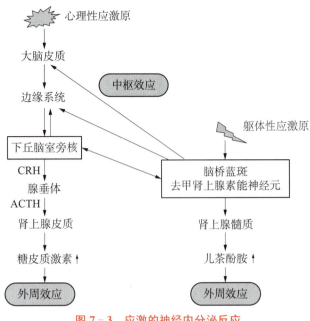

图 7-3 应激的神经内分泌反应

腺皮质激素的增多。警觉期持续时间较短。

2. 抵抗期(resistance stage) 当应激原持续作用,机体在警觉期反应之后将进入抵抗或适应阶段。这时交感神经-肾上腺髓质轴兴奋为主的一些警觉期反应逐步消退,适应反应以肾上腺皮质激素(如糖皮质激素)分泌增多为主。此期机体的代谢率增高,表现出对特定应激原适应、抵抗能力的增强,同时也伴随着防御储备能力的消耗以及炎症免疫反应减弱。

3. 衰竭期(exhaustion stage) 机体在经历了持续、强烈的应激原作用后,其防御储备及适应能力被耗竭。糖皮质激素受体的数量和亲和力下降,机体内环境明显失衡,机体出现应激相关疾病、器官功能衰竭甚至休克、死亡。

四、融入的人文思政元素

本案例通过介绍"压力学之父"塞里对应激的研究过程,帮助同学学习大师们进行科学研究的方法,有助于提高学生的科学素养,包括科研创新意识、科研思维能力及逻辑推理能力等。此外,在科学研究的道路上,并不是一帆风顺的,困难无时不在。通过本案例学习科学家执着的探索精神,在实际的科研工作中,要有坚强的意志力和不服输的劲头、善于观察、勤于思考,才能在医学科学的道路上作出自己的最大贡献。

融入:应激一词原是物理学上的用语,美国生理学家坎农提出了应急学说,指出了儿茶酚胺的作用,塞里提出了全身适应综合征或应激综合征,指出了糖皮质激素的作用。坎农和塞里的工作和有关应激理论的提出推动了当时对应激的研究,特别是应激时神经内分泌反应的研究(图 7-4)。

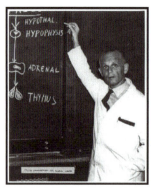
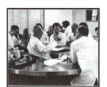
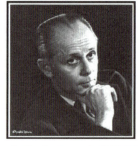

图 7-4　汉斯·塞里 20 世纪 50 年代(左)和 60 年代的照片

案例二 | 创伤后应激障碍(PTSD)：比你想象的更为常见

一、教学目标

(一) 教学目标

掌握心理性应激、创伤后应激障碍(posttraumatic stress disorder，PTSD)的概念，熟悉心理性应激对认知的影响以及对机体功能代谢的影响，并进一步了解心理性应激及创伤后应激障碍的防治措施。

(二) 思政目标

通过新冠疫情下的心理应激援助、汶川大地震的灾后心理重建等事件的简单回顾，帮助学生理解创伤后应激障碍的概念以及对创伤后应激障碍患者的心理救助和人文关怀的必要性和重要性。并且将价值导向与知识传授相融合，在知识传授、能力培养中，弘扬众志成城的救灾精神和灾后重视心理重建的社会价值和意义，培养学生为人群服务的使命与担当。

二、案例

心理性应激是指机体在遭遇不良事件或主观感受到压力和威胁时产生的一种伴有生理、行为和情绪改变的心理紧张状态。引发人类心理性应激的应激原主要是社会和心理因素两类。前者指社会动荡、战争、灾荒、社会经济制度的重大变化、失学失业、事业的成败及亲朋的伤亡等,后者指人际关系方面的矛盾和冲突、工作的压力、对以前危险的回忆或对未来危险的预感等。

适度的心理性应激可导致积极的心理反应。但创伤后应激障碍作为一种特殊的心身反应状态,且在应激原撤除后继续进展和恶化,又称延迟性心因性反应。具体来说,创伤后应激障碍(PTSD)是指经历异乎寻常的威胁性或灾难性应激事件或情境后而引起延迟出现或长期持续存在的精神障碍。其特点是时过境迁后的痛苦体验仍然驱之不去,持续回避与事件有关的刺激,并长期处于警觉焦虑状态。

例如,2019年12月暴发的新冠肺炎疫情是一场严重的突发公共卫生事件,各大城市相继限制出行,人们纷纷隔离在家。2020年1月28日,教育部发布延期开学通知,各学校各自采取相应措施,倡导"停课不停学"并开通了线上课程。疫情给人们日常的生活带来巨大冲击,同时也给每个人造成了不同程度的心理应激。疫情期间,心理应激反应最严重的是确诊患者家属、隔离人员及一线医护人员等,其次是不能正常开学的学生和教师以及不能正常开工开业的社会各界人士。特别是学生群体,其没有经历过重大的社会危机,又对社会信息的分辨能力有限,更容易产生心理应激反应,损害学生的身心健康。

疫情给心理带来的影响主要表现为将疫情威胁严重化、紧张焦虑、各种躯体不适、失眠、反复关注疫情信息及过度消毒防护等,严重时甚至会影响到正常的生活状态。例如,有的人知道隔壁单元有确诊病例后,就有胸闷、气短、失眠及胃痛等症状,即便去医院没有检查出异常,仍然紧张得夜不能寐;有的人整日惶恐不安,每天控制不住地查看各种疫情信息,担心购买的食材不干净,担心口罩不起作用,担心接触快递物品会被感染……这些情况都是疫情给人们心理带来影响的典型表现。

针对这一情况,2020年2月3日,习近平总书记主持召开中央政治局常委会会议,强调要加强心理干预和疏导,有针对性做好人文关怀。2020年3月18日,中共中央政治局常务委员会召开会议,再次强调要组织开展心理疏导,稳妥做好疫情善后工作,防范化解社会矛盾。2020年3月27日,中央政治局会议上也明确强调要加强对我国境外公民的关心关爱。国务院印发了《关于设立应对疫情心理援助热线的通知》,旨在针对疫情所造成的心理压力提供疏导方式和有效途径。国家卫生健康委疾控局相关部门在新闻发布会上表示,为了减轻公众的心理困惑和不适,国家卫生健康委组织专家编写了《新型冠状病毒感染的肺炎疫情紧急心理危机干预指导原则》。在这些指导原则下,提出了"公众心理自助与疏导指南"。为了方便公众及时得到咨询服务,国家卫生健康委还要求各个省份在原来已经有的心理热线的基础上,统筹协调多方面资源的心理热线服务,把分布在教育、民政、社会组织及社工组织的心理援助热线组织起来,加强对这些热线人员的培训和督导,积极地为公众提供规范化的心理援助服务。同时,利用高校的学生心理咨询中心,在疫情防控的形势下,为疫情防控下的学生提供心理危机的干预和咨询。高校心理健康教育专家指导委员会组织全国知名专家开展高校疫情心理援助热线、大学生心理应激与应对系列讲座。各高校也纷纷面向全体大学生开展线上相关心理与体育锻炼讲座,旨在帮助学生认识焦虑、认识心理变化,做好心理层面对疫情的防控与辅导,如西南交通大学开展了"疫情下的大学生心理应激反应""疫情下的大学生心理应对策略"以及"共克时艰,疫情下大学生宅家如何进行科学锻炼"等讲座。

回溯13年前,2008年的5月12日,四川省汶川县发生8.0级特大地震,数万人遇难。在之后1~2个月内还发生了千余次余震,最大余震五级多。对汶川地震幸存者来说,精神余震也许不像现实中的余震走得那么快。黄爱国是一位来自江苏省青年志愿者医疗服务队的心理咨询师。据黄爱国回忆,有一个一年级小男孩,平时喜欢武术,活泼好动,但因为目睹两个同学在地震里死亡而变得麻木,整天毫无表情,面对交流也毫无反应。于是黄爱国就让他画画,直到第三四天孩子才出现表情。在地震幸存者之外,目睹灾害的救援部队、医护人员和志愿者等也可能成为创伤受害者,部分志愿者在之后几个月内无法关灯入睡,在震后数年仍担心石块掉落。这些都是创伤后应激障碍的症状。刘磊是一名基层国企工人,汶川地震时,他与周冰等户外运动爱好者发起组建"河南山地救援队"前往绵竹、青川搜索7名失踪人员,7天后全部找到。而因为这次救援,他也患上了创伤后应激障碍。2009年起,刘磊开始学习心理学并考取心理咨询师二级资格证,在后期援建期间,他数次赴川慰问,眼见巴蜀涅槃重生,内心逐渐痊愈。

电视剧《在远方》的女主就是一位心理医生。作为"庆祝中华人民共和国成立70周年国家广播电视总局优秀电视剧百日展播活动"的展播剧之一,《在远方》剧中再现了志愿者(快递员等)参与汶川抗震救灾场面。女主角路晓欧在网上看到地震灾区寻求心理医生援助的帖子,因为地震中很多人因为失去亲人的痛苦而拒绝治疗。她向公司老总刘达提交辞职信,用朋友私人飞机专程回国到四川参加灾区救援,作为心理医生对幸存者及救援人员(包括男主角姚远及其职工)进行心理干预。

绝大部分药物对创伤后应激障碍都收效甚微。其实创伤后应激障碍是精神疾病中心理治疗相对成熟的一个。常用并且临床效果较为明显的治疗方法是认知行为疗程。心理医生常会让患者尝试在某种程度上重新经历导致创伤后应激障碍的创伤性事件。这个过程通常是通过心理医生引导患者想象来实现的。比如,让患者重新叙述一遍创伤性事件发生的过程。必须要注意的是,创伤后应激障碍患者被迫重演创伤性事件或表达他们对此的感情是一个非常危险的过程,甚至有可能对他们造成精神上的二次伤害。因此,心理医生在治疗过程中紧密的监督与引导是不可或缺的。

用于治疗其他焦虑症的药物也常常被用来缓解创伤后应激障碍引起的焦虑症状。积极的药物治疗和心理咨询都能有效缓解创伤后应激障碍负面症状。希望受到心灵重创的人们能够更多地寻找情感支持和专业治疗,而不是沉溺于悲伤之中不能自拔,甚至使用烟酒、药物麻醉自己。

三、专业知识

(一)应激时的心理行为反应

应激反应是涉及整体、器官及细胞等多个层次的全身性反应,包括躯体反应和心理反应。心理性应激是指机体在遭遇不良事件或主观感受到压力和威胁时产生的一种伴有生理、行为和情绪改变的心理紧张状态。无论是社会心理因素,还是躯体性应激原均可引起心理行为反应,表现为情绪反应、行为反应和心理自卫等方面。应激的心理反应可分为两类。一类是积极的心理反应;另一类是消极的心理反应。积极的心理反应,有利于集中注意力,提高判断和应对能力;过度和长时间刺激所致的严重或慢性心理应激则可导致不同程度的精神障碍,表现为焦虑、紧张、害怕、孤独、易怒、不合群、仇恨和沮丧,甚至出现抑郁、自闭和自杀倾向。如在激烈对抗的体育竞技项目中,常可以见到运动员的失控行为。

(二)创伤后应激障碍的概念

创伤后应激障碍(PTSD)是指经历异乎寻常的威胁性或灾难性应激事件或情境后而引起延迟出现或长期持续存在的精神障碍,其特点是时过境迁后的痛苦体验仍然驱之不去,持续回避与事件有关的刺激,并长期处于警觉焦虑状态。PTSD 是一种严重的心理应激疾病。

(三)创伤后应激障碍的表现

1. **创伤性再体验** 患者通过记忆或梦中反复、不自主地涌现与创伤有关的情境或内容,闪回式体验创伤事件发生时相同的糟糕感觉,闪回有时由触发器引起。

2. **回避和麻木** 患者长期或持续性地回避谈论或思考与创伤事件有关的细节,甚至完全与他人隔离,情绪麻木。

3. **警觉性增高** 患者在没有任何危险的情况下保持高度警惕,伴有睡眠困难、注意力不集中、心绪不宁、易激惹性增高及焦虑情绪。

4. **物质滥用、攻击性行为** 这些行为往往是患者心理行为应对方式的表现。同时抑郁症状也是很多 PTSD 患者常见的伴随症状。

(三)创伤后应激障碍的干预方案

1. **心理治疗** 特别是基于暴露的治疗——有最令人信服的循证基础,可作为 PTSD 的一线治疗方法。

2. **精神药理学** 由美国食品和药品监督管理局(FDA)授权批准用于治疗 PTSD 的仅有两种药物:舍曲林(sertraline)和帕罗西汀(paroxetine)。这些选择性 5-羟色胺再摄取抑制剂(SSRIs)主要作用于 5-羟色胺神经递质系统,有很扎实的治疗研究基础;但这些药物治疗应答率不高,鲜有超过 60% 的,完全缓解的不到 30%。整体来看,通过服用 SSRIs 类药物症状得到改善的 PTSD 患者不足 50%。此外,仅通过持续服用药物维持治疗效果仅能解决症状而非根源问题（创伤体验）。

3. PTSD治疗的前沿性研究

（1）新兴的药物治疗：α-1肾上腺素受体阻滞剂哌唑嗪（prazosin）最初是用于治疗高血压和良性前列腺增生疾病。它抑制肾上腺素活动的特点表明它可能有效治疗与睡眠相关的PTSD症状。认知增强剂D-环丝氨酸（DCS，商标名为丝氨霉素）有望促进PTSD患者恐惧记忆的消退。D-环丝氨酸最初是作为抗结核抗生素药物，属于NMDA型谷氨酸受体兴奋剂，在学习和记忆功能上起着非常重要的作用。

（2）新兴的心理治疗：包括夫妻和家庭治疗、人际关系心理疗法及虚拟现实暴露疗法（VRET）等。VRET利用先进技术补充传统想象暴露的不便之处。在想象暴露中，患者依赖自己的想象能力，重新复述创伤性经历从而唤起情绪反应。虚拟现实提高了暴露的强度，通过电脑模拟与创伤记忆有关的视觉、听觉及嗅觉甚至触觉体验，增加情景再现的形象程度，以引发更加强烈的情绪反应。对越战老兵、"9·11"恐怖袭击幸存者以及伊拉克自由行动老兵的研究证实了VRET治疗的有效性。

（3）PTSD共病抑郁及物质滥用的处理：重度抑郁是PTSD最常见的共病疾病。部分PTSD患者符合酒精滥用或酒精依赖诊断标准。一般的临床治疗都是使用顺序治疗，要求患者先完成物质滥用的治疗，然后再进行PTSD的治疗。然而临床实践和最近证据表明，与创伤性记忆有关的药物滥用即使症状改善，还是有很大的风险复发，而当PTSD症状显著改善时，物质滥用症状也显著改善。证据表明，同时治疗多个心理疾病症状是最好的策略。针对PTSD的治疗方法也可以改善抑郁症状，但仍需要更多、更充分的证据。

四、融入的人文思政元素

本案例以"心理性应激"为切入点，引出新冠疫情对人们的心理和心灵产生巨大的冲击和影响。新冠疫情防控战不仅是一场"病毒阻击战"，也是一场"心灵保卫战"。疫情引发的不良情绪和心理伤害会滞后数月或者更久，心灵的创伤需要慢慢恢复。"有时治愈，常常帮助，总是安慰"，这句流传已久的名言，同样适用于心理疏导工作。本案例介绍了在习近平总书记的领导下，全国上下一盘棋，党政、社区、社会组织、学校、科研机构、志愿团队等多元主体协作参与，凝聚合力战"心"疫，各个部门通力合作，为民众构筑病毒防火线的同时建构"心理长城"，织起一张温暖的"心理防护网"，充分体现了我国始终将保障人民生命健康视为重中之重，真正践行了"人民至上、生命至上"的人权理念，这也是我国政府抗击疫情斗争取得世界瞩目重大战略成果的根本原因。疫情防控，众志成城，来自社会各条战线的心理专家、医生、咨询师以及志愿者组成的心理咨询疏导服务是一支不可忽视的抗疫力量，为筑牢抗疫"心理防线"、打赢"心理防疫战"作出了突出贡献。

PTSD患病率不容忽视。在汶川震后一年至两年半的时间里，当地学生患不同程度

PTSD的比例达9%～65%,根据对1800余名参与救援的军人调查发现,4.25%的人确诊患有PTSD。本部分通过汶川地震志愿者真实案例以及介绍电视剧《在远方》中涉及汶川地震剧情(快递员们投入抗震救灾第一线),再现志愿者参与汶川抗震救灾场面,将价值导向与知识传授相融合,在知识传授、能力培养中,弘扬众志成城的救灾精神和灾后重视心理重建的社会价值和意义,培养学生为人群服务的使命与担当。如果你身边有亲历震灾的家人、朋友,不论是当地幸存者,还是参与救援工作的军人、医护人员、支援者,当他们需要时,请给他们更多包容和帮助,并及时伸出双手说:"我懂得你的悲伤。"

融入:许多人认为PTSD只影响从战场上归来的士兵,或经历过恐怖袭击的人才可能会有。然而事实上,任何经历创伤性事件的人都可能患上创伤后应激障碍。通过案例帮助学生理解PTSD的概念及PTSD防治的最新研究进展,并重视PTSD患者的心理救助和人文关怀的必要性。

(支秀玲)

主要参考文献

[1] 葛均波,徐永健.内科学[M].9版.北京:人民卫生出版社,2018.

[2] 郭清青,蒋豪.新冠肺炎疫情对返校大学生的心理影响及策略[J].社会科学前沿,2020,9(7):1043-1050.

[3] 刘君莉.「战"疫"说理」疫情防控做好"人文关怀"三个维度[N].光明网-理论频道,2020-04-01.

[4] 王建枝,钱睿哲.病理生理学[M].9版.北京:人民卫生出版社,2018.

[5] 王庭槐.生理学[M].3版.北京:人民卫生出版社,2015.

[6] 颜宜葳,张大庆.中国科技史杂志[J].2005,26(3),204-221.

[7] BISSON J I, EHLER A, MATTHEWS R, et al. Psychological treatments for chronic post-traumatic stress disorder: systematic review and meta-analysis [J]. Br J Psychiatry, 2007(190): 97-104.

[8] Institute of Medicine (IOM). Treatment of posttrau-matic stress disorder: an assessment of the evidence [M]. Washington DC: The National Academies Press, 2008.

[9] SZABO S, TACHE Y, SOMOGYI A, et al. The legacy of Hans Selye and the origins of stress research: A retrospective 75 years after his landmark brief "letter" to the editor ♯ of Nature Stress [J]. Stress, 2012, 15(5): 472-478.

第八章 细胞凋亡异常与疾病

案例一 凋亡的发现与研究历史

一、教学目标

（一）教学目标

了解细胞凋亡的发现与研究历史，掌握细胞凋亡的概念、细胞凋亡区分于其他形式细胞死亡的形态学及生化特征，熟悉细胞凋亡相关的信号转导通路调控。

（二）思政目标

本案例以凋亡的发现与研究历史作为切入点，引出随着科学技术的发展，从形态学上发现凋亡，而后通过遗传学及生化手段鉴定发现凋亡相关基因的案例。通过对凋亡研究科学史的介绍，促使学生了解科学发展规律，培养创新精神。

二、案例

20世纪60年代，随着显微镜技术的发展，人们可以更清楚地观察到细胞的微观形态。在这一时期，发育生物学家洛克辛（Lockshin）和威廉姆斯（Williams）发现发育过程中存在一种特殊形态的细胞死亡。同一时期，英国阿伯丁大学的病理学家克瑞（Kerr）也发现结扎肝静脉后，死亡的肝细胞变圆固缩，形态与坏死细胞明显不同。1972年，克瑞与阿伯丁大学希腊语系的教授提出"apoptosis"这个源于希腊语的词汇，将这种特殊形态的细胞死亡命名为"apoptosis"，中文翻译为凋亡。于是，凋亡这个词从此登上了生物学领域的历史舞台。

"apoptosis"一词来源于希腊文，apo是从哪里的意思，ptosis是掉下来的意思，apoptosis原意是指花朵或树叶的凋落。为什么用这个词来指代细胞凋亡呢？因为发育生物学家最初发现在个体发育过程中，某些类型细胞的死亡方式与花朵、树叶的凋落相似，因而认为凋亡是生物体生长发育到了一定时间，受到一定的外界刺激而发生的一个自然事件,也是整个生命周期中的一个重要过程。

我们开篇提到,20世纪六七十年代人们才观察到这种特殊形态的细胞死亡,但是很快,人们就通过遗传学、分子生物学等手段明确了凋亡的分子机制及其生理功能。2002年,诺贝尔生理学和医学奖授予了在器官发育和细胞凋亡研究领域中作出奠基性贡献的3位科学家:约翰·苏尔斯顿(John Sulston),罗伯特·霍维茨(Robert Horvitz),悉尼·布伦纳(Sydney Brenner)。那么,他们是怎样使用秀丽线虫这种遗传模式生物揭示凋亡分子机制的呢?

其中,Sydney Brenner是线虫研究的开山鼻祖,他创造性地提出使用秀丽隐杆线虫(*C. elegans*)作为模式生物。线虫是一种假体腔动物,结构简单,并且全身透明,便于在显微镜下观察。同时,线虫培养条件简单,生长周期短,只有3天,繁殖能力强,因此可作为良好的遗传学模式生物。苏尔斯顿在布伦纳实验室,通过在显微镜下观察线虫的生长发育、细胞分裂,绘制出线虫细胞谱系图。线虫也成为了第一个拥有完整细胞谱系图的生物。而罗伯特在跟随苏尔斯顿绘制线虫细胞谱系图时发现,线虫一生一共分裂产生1 090个体细胞,但线虫成虫只有959个体细胞,其中有131个特定细胞在发育过程中凋亡了。线虫中凋亡的细胞非常易于观察,于是,罗伯特就筛选了一些凋亡细胞数目出现增多或者减少的突变体。同一时期的很多研究者也共同鉴定发现了多个参与凋亡的基因,如*caspase*等,从而向我们揭示了凋亡的分子机制。

凋亡的研究过程中,有很多华人科学家也作出了重要贡献。其中,复旦大学杰出校友、美国科学院院士袁钧瑛女士,师从诺贝尔奖得主罗伯特,参与了凋亡基因的发现鉴定,并发现了哺乳动物凋亡同源基因。从线虫到人类,凋亡基因大多保守。这也表明,凋亡是非常重要的生物学过程。因此,在进化过程中高度保守。另外,美国科学院院士王晓东所长通过生化手段,发现线粒体中的细胞色素C(cytochrome C,Cyto-C)的释放可激活凋亡通路,也对凋亡的研究作出了杰出贡献。

三、专业知识

(一) 凋亡的概念

凋亡(apoptosis)一词源于希腊文,原意为"花瓣或树叶的凋落"。现认为细胞凋亡是指由体内外因素触发细胞内预存的死亡程序而导致的细胞死亡过程,是程序性细胞死亡(programmed cell death,PCD)的一种形式。细胞凋亡是细胞的一种基本生物学现象,在多细胞生物体去除不需要或异常细胞的过程中发挥重要作用,是生物体内环境稳定及发育过程调控的重要机制。细胞凋亡不仅是一种特殊形式的细胞死亡,而且具有重要的生物学意义及复杂的分子生物学机制。

(二)凋亡的形态学及生化特征

凋亡具有不同于其他细胞死亡形式的形态学及生化特征,如表 8-1 所示。

表 8-1 细胞凋亡与细胞坏死的差异

比较项	坏死(necrosis)	凋亡(apoptosis)
性质	病理性,非特异性	生理性或病理性,特异性
诱导因素	强烈刺激,随机发生	较弱刺激,非随机
形态变化	细胞肿胀,溶酶体破裂,细胞结构全面溶解、破坏,细胞崩解	胞膜空泡化,核固缩,细胞膜及细胞器相对完整
DNA 电泳	随机降解,弥散状	DNA 片段化,梯形电泳条带
炎症反应	局部炎症反应	凋亡小体被吞噬,局部无炎症反应
凋亡小体	无	有
基因调控	无	有

(三)细胞凋亡调控相关的信号转导通路

1. 死亡受体介导的凋亡通路 该通路通过跨膜死亡受体与其配体的相互作用而启动凋亡。这些死亡受体均含有一个相似的富含半胱氨酸的细胞外区域及一个大约 80 个氨基酸组成的胞内区域,即死亡结构域(death domain)。经典的配体和其对应的死亡受体包括 Fas L/Fas、TNF-α/TNFR1。当配体与受体结合后,受体三聚化并活化,通过 Fas 分子的死亡结构域募集衔接蛋白如 TRADD 和(或)FADD。衔接蛋白可通过死亡效应域与半胱天冬酶(caspase)-8 前体(procaspase-8)形成死亡诱导信号复合物,即由 FasL-Fas-FADD-procaspase-8 串联构成的复合物。在复合体内高浓度的 caspase-8 前体可发生自我剪接并活化,然后释放到胞质并启动 caspase 级联反应,导致细胞凋亡。同时活化的 caspase-8 还能激活 Bcl-2 家族的促凋亡因子,如 Bid 蛋白,形成一种截短的 Bid(truncated Bid,tBid)转移到线粒体,并破坏线粒体膜的通透性,从而诱导细胞色素 C 释放进入胞质,进而把死亡受体通路和线粒体通路联系起来,有效地放大了凋亡信号的作用(图 8-1)。

2. 线粒体介导的凋亡通路 即死亡受体非依赖的凋亡通路,是细胞凋亡信号转导的一个重要途径。该通路主要涉及位于线粒体内促凋亡蛋白的释放。射线、化疗药和氧化应激及钙稳态失衡等凋亡诱导信号可作用于线粒体膜,使线粒体跨膜电位($\Delta\psi m$)明显下降,膜转换孔开放,导致线粒体膜通透性增高,从而使线粒体内凋亡启动因子(如 Cyto-C、AIF 和 Apaf-1 等)释放至胞质,Cyto-C 在 dATP 存在的情况下,与凋亡蛋白酶激活因子 1(apoptosis protease activating factor,Apaf-1)和 caspase-9 前体(procaspase-9)结合形成凋亡复合体(apoptosome),导致 caspase-9 前体激活,激活的 caspase-9 通过级联反应激活下游 caspase-3、6 和 7 前体等,最终活化的 caspase 作用于细胞骨架蛋白等导致细胞 DNA 修复功能丧失、核酸内切酶激活和 DNA 片段化等细

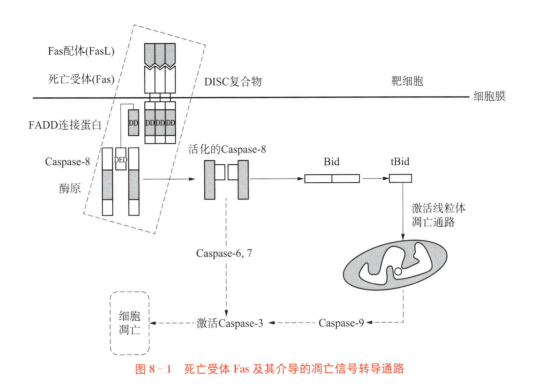

图 8-1 死亡受体 Fas 及其介导的凋亡信号转导通路

胞凋亡的改变。此外,线粒体释放的凋亡诱导因子(apoptosis inhibitory protein,AIF)还通过促进线粒体释放 Cyto-C 而增强细胞凋亡的信号,并可快速激活核酸内切酶(图8-2)。

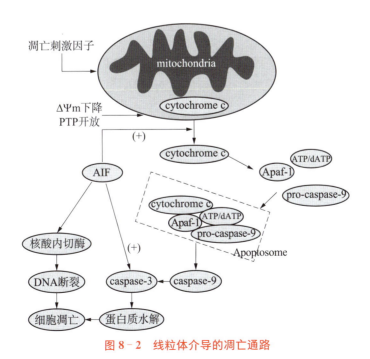

图 8-2 线粒体介导的凋亡通路

四、融入的人文思政元素

（一）认真观察并积极思考是科学发现的出发点和原动力，也是优秀科学家的基本素养

凋亡的发现来自于人们在发育过程及病理条件下观察到了特殊形态的细胞死亡，与已知的细胞死亡形态不同。凋亡突变体的筛选也来源于对于发育过程中与发育晚期细胞数目差值的观察与思考。

融入：凋亡细胞的形态变化与其他形式的细胞死亡形态明显不同。根据凋亡细胞数目不同筛选凋亡突变体。

（二）中国科学家的杰出贡献

由于凋亡与疾病存在密切关系，很多人投入了对于凋亡的研究，关于凋亡的研究迅速发展。很多华人科学家也对凋亡的研究作出了杰出贡献。

融入：袁钧瑛院士参与了凋亡基因的发现鉴定；王晓东院士发现线粒体中的细胞色素 C 的释放可激活凋亡通路，对线粒体凋亡通路的研究作出了杰出贡献。

案例二　宫颈癌疫苗发明者

一、教学目标

（一）教学目标

了解细胞凋亡的信号。掌握细胞凋亡调控异常与常见疾病，包括细胞凋亡不足和过度导致疾病的机制。调控细胞凋亡与疾病的防治原则。

（二）思政目标

了解科学家周健在人乳头瘤病毒（human papillomavirus，HPV）疫苗发展中的杰出贡献，培养学生积极思考的科研精神；通过介绍周健对国内科研的帮助，培养学生的爱国情怀。

二、案例

宫颈癌是妇科常见恶性肿瘤，发病率仅次于乳腺癌，是女性第二大高发癌症。全世界每年有 46 万新发病例，每年约有 25 万人死于宫颈癌。并且，由于性观念的改变、环境污染和不良卫生习惯，宫颈癌的发病率呈稳步上升和年轻化趋势。资料显示，中国每年约有 13 万新增宫颈癌病例，占全球新发病例的 1/3，其中约有 8 万女性去世。99.7% 的宫颈癌都是因感染 HPV 引起。HPV 感染抑制细胞凋亡，是导致宫颈癌最主要的原因。宫颈癌疫苗，又称为 HPV 疫苗，该疫苗通过预防 HPV 感染，进而有效预防了宫颈癌的发生。

中国科学家周健和澳大利亚科学家伊恩·弗雷泽（Ian Frazer）博士一起，为发明宫颈癌疫苗，即全世界第一种癌症疫苗作出了巨大贡献。周健自温州医科大学毕业后，与夫人孙小依共赴英国剑桥大学继续深造。其间，他结识了澳大利亚昆士兰大学的伊恩·弗雷泽教授。1990 年，在弗雷泽的力邀下，周健和夫人前往昆士兰大学，研究人工合成 HPV 疫苗。20 世纪 70 年代，科学家们已经了解到宫颈癌的"元凶"为 HPV 感染，但因为无法在体外组织液中培养得到 HPV，对于预防该病毒的疫苗研发止步不前。1990 年底的一个夜晚，周健在和孙小依散步时突然想到："我们已经有表达和纯化了的 L1、L2（HPV 晚期蛋白、病毒壳膜的主要构成）蛋白，何不把这两个蛋白放在组织液里，看看它们能否合成病毒样颗粒？"周健立即将散步时的想法应用到实验中，大约 2 个星期后，两人在电子显微镜下观察合成的样品，真的看到了病毒样颗粒！弗雷泽表示："我清楚地记得 1990 年底那个特别的日子，我们第一次看见了这张病毒样颗粒的图片，当时我们就知道，如果有某种物质可以制成疫苗，那么就应该是它！"在国际上，周健和弗雷泽被认为是 HPV 疫苗的共同发明者，直到现在，HPV 疫苗专利上写的依然是周健和弗雷泽共同的名字。

周健教授在出国后，也一直心系祖国，他一直尽心地做国内外科研的桥梁。用他的原话，就是要把'软件'带回国。从 1996 年开始，周健就一直致力于促成昆士兰大学和母校温州医科大学的合作。1999 年初，宫颈癌疫苗的临床试验在世界各地陆续展开，温州医科大学的临床试验也在紧张进行之中。遗憾的是，未能等到第一支疫苗问世，1999 年，周健就因为积劳成疾突然去世。为纪念周健先生的学术成就与爱国精神，温州医科大学校史上第一次为校友设置了铜像。

2006 年，依托周健和弗雷泽转让的专利，默克（Merck）和葛兰素史克（GlaxoSmithKline）生产的两种宫颈癌疫苗相继面世。一年之内，包括美国、英国、加拿大和澳大利亚等在内的 80 个国家先后批准了这种疫苗的使用。从那时起，全世界千百万女性有机会得以摆脱宫颈癌的威胁。对于女性来说，称这款疫苗为"救命疫苗"一点也不为过。2008 年，为了纪念周健对于人类历史上首支癌症疫苗的重大贡献，昆士兰政府委托孙小依出版了一本有关周健生平的纪念文集《英才济苍生》。这本回忆录式传记的序言登载了当时澳大利亚政府对周健的高度赞誉："周健是一位无私奉献、才华出众的科学家。他和 2006 年度荣获澳大利亚杰出人物称号的伊恩·弗雷泽教授一起，发明了世界上第一支预防宫颈癌的疫苗。感谢周健博士的研究成果，使全世界千百万妇女包括 200 万以上的澳大利亚妇女得以受益。因为她们接种了疫苗以预防宫颈癌——全世界妇女第二种最常见的癌症。"

2016 年，葛兰素史克公司希瑞适［Cervarix，HPV 疫苗（16 型和 18 型）］获得中国食品药品监督管理总局的上市许可,成为国内首个获批的预防宫颈癌的 HPV 疫苗。宫颈癌疫苗终于获准在中国上市,对于周健和他的家人来说,17 年前的愿望终于达成。而我们,也应当铭记这位为了全世界女性健康作出杰出贡献的中国科学家。

三、专业知识

细胞凋亡调控包括凋亡相关信号及其转导通路、基因和酶的调控。调控细胞凋亡的信号分为以下几种。

(一)生理性凋亡信号

1. **激素和细胞因子的直接作用** 如糖皮质激素是诱导淋巴细胞凋亡的典型信号;甲状腺素在蝌蚪尾巴凋亡退化中发挥重要作用;肿瘤坏死因子(TNF)可诱导多种细胞凋亡。

2. **激素和细胞因子的间接作用** 如睾丸组织发育不良使睾酮不足,可致前列腺上皮细胞凋亡;由腺垂体分泌的促肾上腺皮质激素不足可促进肾上腺皮质细胞凋亡等。

(二)病理性凋亡信号

1. **对细胞造成伤害的许多因素都可诱发凋亡** 如生物及射线、化学毒素、病毒感染[人类免疫缺陷病毒(HIV)]、应激和化疗药等,甚至营养因素缺乏和过度功能负荷都可诱导凋亡。

2. **其他因素** 有些因素如各种化学促癌物、某些病毒(EB 病毒、HPV)等可抑制凋亡。

四、融入的人文思政元素

本节专业知识点中以病理性凋亡信号人乳头瘤病毒(HPV)为切入点,引出宫颈癌疫苗发明者案例,可以使学生了解某些病毒感染是细胞凋亡的抑制信号,并与肿瘤的发生密切相关。因此,抗 HPV 感染的疫苗可以有效地预防女性宫颈癌的发生。周健教授作为 HPV 疫苗的发明人之一,为世界女性健康事业作出了卓越贡献。通过这一案例,我们可以看到基础科学研究对于人类健康事业的巨大推动作用,也可以了解到 HPV 疫苗背后的科学家为此付出的艰辛努力,以此引导学生理解人类健康事业的点滴进步都离不开基础研究领域的贡献和突破,而科学家在实验室夜以继日攻克研究难题离不开锲而不舍的探索精神。并且,以周健为代表的杰出科学家不仅仅具有不怕困难、刻苦钻研的科研素养,他们还具有将实验室科研成果及时转化为疾病防治有效手段的敏锐触觉和开拓精神,通过促进多方交流合作,为推广 HPV 疫苗预防女性宫颈癌的事业作出不可磨灭的贡献,是我们学习的榜样。

融入:HPV 感染抑制细胞凋亡,是导致宫颈癌最主要的发病原因。

案例三 │ 化毒为药——三氧化二砷（砒霜）治疗白血病

一、教学目标

（一）教学目标
掌握细胞凋亡调控异常与肿瘤发生、发展的关系。

（二）思政目标
通过对使用砒霜治疗白血病的研究发展历程的介绍，使学生了解认识传统中医药蕴含的宝藏，提高学生的民族自豪感。

二、案例

细胞凋亡异常与肿瘤的发生、发展以及预后密切相关。因此，针对凋亡发生的各个环节探索促进肿瘤细胞凋亡的方法，就成为肿瘤防治的重要措施。

20世纪70年代初，一位曾被医院"判死刑"的食管癌老人服用中药后，癌肿萎缩，食管不再堵塞。原来，此地一位老中医有一个秘方，就是用中药砒霜、轻粉、蟾蜍等毒物配制验方，治疗淋巴结核。后来，韩太云药剂师将其改制为水针剂"癌灵"，通过肌内注射，对某些肿瘤病例见效，曾在当地风行一时，但最后因毒性太大而放弃。哈尔滨医科大学（简称哈医大）第一附属医院医生张亭栋把这个方子带回医院，带领中医科的同事开始了长期研究。他们将药剂中的汞和蟾酥去除后制成了仅含有砷和微量汞的"癌灵1号"，用于治疗白血病，并在1973年和1974年在当地的期刊上报道了这一成果，而后他们进一步将"癌灵1号"应用于临床，并于1979年在《黑龙江医药》杂志上总结了"癌灵1号"治疗急性粒细胞白血病的临床研究结果。

哈医大张亭栋等人发现了三氧化二砷可以治疗白血病，但其治病机制还并不清楚。而上海第二医科大学（现上海交通大学医学院）、上海血液学研究所王振义等科学家对三氧化二砷抗白血病的机制进行了大量细致深入的系统研究，明确砷剂对急性早幼粒细胞有诱导分化、抑制白血病克隆、促进癌细胞凋亡等重要作用。1996年12月，全美血液学大会在美国召开，张亭栋和时任上海血液学研究所所长的陈竺受邀参加。陈竺发言时详细介绍了使用砷剂治疗复发白血病症15例，其中14例获得完全缓解，当时，会场轰动了。急性早幼粒细胞白血病是急性髓细胞白血病的一种特殊类型，曾经是最凶险的白血病，早期死亡率非常高。1998年之后，国际医学界广为接受三氧化二砷对急性早幼粒白血病具有治疗作用，成为全球治疗急性早幼粒细胞白血病的标准药物之一。

2020年，未来科学大奖揭晓，"生命科学奖"授予了张亭栋教授和王振义教授，表彰他们发现三氧化二砷和全反式维甲酸对急性早幼粒细胞白血病的治疗作用。目前,砷剂已不单用于治疗白血病,而且在淋巴瘤、骨髓瘤、胃癌、肝癌、肺癌、神经母细胞瘤、乳腺癌及宫颈癌等恶性肿瘤的治疗研究方面也取得系列进展。希望在未来,中国科学家通过不断的探索,用严谨的现代科学研究方法,从中国用了几千年的传统中药中发现更多创新药,最终造福全世界患者。

三、专业知识

细胞凋亡有重要的生理意义:确保组织器官的正常生长发育,如人及小鼠等动物胚胎肢芽发育过程中指(趾)间组织,通过凋亡而被逐渐消除,形成指(趾)间隙;维持内环境稳定,如清除针对自身抗原的 T 淋巴细胞,以维持免疫系统功能的稳定;发挥积极的防御功能,受病毒感染细胞发生凋亡,可阻止病毒在生物体内的复制。

细胞凋亡不足与多种疾病密切相关,包括肿瘤、自身免疫病和病毒感染性疾病等。其共同特点是细胞凋亡不足导致病变细胞异常增多,功能异常。其中最常见为肿瘤,如 $p53$ 基因突变导致细胞凋亡减弱,显著增加肺非小细胞肺癌发生率;$Bcl-2$ 的高表达与 B 细胞淋巴瘤、白血病、神经母细胞瘤、前列腺癌和结肠癌等预后不良相关。肿瘤细胞凋亡不足的相关机制涉及多方面。

(一) 调控凋亡相关信号的异常

促凋亡信号(如 TNF 和 Fas)和抑凋亡信号[如表皮生长因子(EGF)]的异常与肿瘤发生密切相关。如乳腺癌组织或细胞胞外抑凋亡信号 EGF 上调,使得癌细胞凋亡减少,增殖过度;与此同时促凋亡信号 TNF 下调,不足以启动癌细胞凋亡,共同导致和促进乳腺癌的发生和发展。

(二) 诱导凋亡相关信号转导通路的障碍

死亡受体和线粒体介导的相关信号转导通路异常,其中最常见的是 Fas 信号转导通路的异常。例如,与癌旁正常组织相比,乳腺癌组织中 Fas 受体低表达,癌细胞凋亡率降低,这表明促细胞凋亡的死亡受体凋亡通路在乳腺癌细胞中受到抑制。

(三) 凋亡调控相关基因表达的异常

包括抑凋亡基因和促凋亡基因的异常,其中 $Bcl-2$ 和 $p53$ 备受关注。多种癌组织呈 $p53$ 突变或缺失;多种细胞毒因素可使 $Bcl-2$ 过表达,抑制细胞凋亡。可见促凋亡基因突变或缺失以及抑凋亡基因过表达均可影响凋亡的速率,促进肿瘤的发生、发展,并影响预后。

(四) 凋亡执行相关酶活性的异常

凋亡执行相关酶活性的异常包括 caspase 和核酸内切酶等活性异常。例如,多种癌细胞中 caspase 酶活性降低,细胞凋亡减少;某些抗癌药(如 manumycin)或抑癌基因(如 $14-3-3\sigma$)可激活甲状腺癌细胞和乳腺癌细胞中 caspase 酶的活性,促进细胞凋亡,从而发挥抑癌作用。

四、融入的人文思政元素

本案例以探索促进肿瘤细胞凋亡的方法是肿瘤防治重要措施为切入点,引出化毒为药——三氧化二砷(砒霜)治疗急性早幼粒白血病案例。在20世纪的世界医学史上,急性早幼粒白血病的治疗无疑是中国医学界送给世界医学界的一份大礼,这种曾经预后凶险,占我国成人急性白血病17.9%特殊白血病亚型,自20世纪80年代以来,由我国学者合作发现的以三氧化二砷为主的联合治疗方案,使这一白血病亚型从一个病情凶险、高死亡率的白血病变成一个基本可以治愈的白血病,而这其中三氧化二砷的发现是一段南北中西医学研究者接力合作的见证。多位专家学者的通力合作,对三氧化二砷的疗效以及药理作用进行了由表及里的深入研究,用现代医学研究手段使这一传统药物焕发出新的生命。而这一段历史也给予了许多传统中医药学研究者以启示,传统中医药学与现代医学所融合,更能焕发出新的光辉。通过该案例,引导学生理解医学的重大突破往往需要基础、临床、药学等多学科交叉融合,需要多个研究团队的通力合作,共同攻关克难。激发学生对祖国传统中医药学的自豪感,对打开中医药学这一千古宝藏树立信心。相信在未来,更多的中医药方能够通过现代医学研究获得新生,也能够在循证医学的指导下造福世界。

融入:三氧化二砷促进肿瘤细胞凋亡。

案例四 艾滋病的传播及现有防治手段

一、教学目标

(一) 教学目标

掌握细胞凋亡过度导致疾病的机制,了解调控细胞凋亡与疾病的防治原则。

(二) 思政目标

以艾滋病[获得性免疫缺陷综合征(acquired immunodeficiency syndrome,AIDS)]的发病及治疗作为切入点,引导学生了解我国政府对传染性疾病防控的重视和决心,培养学生将自身责任与使命与国家方针政策相融合,有益于提高医学生"服务国家、服务社会、服务人群"的责任感和使命感。

二、案例

艾滋病是人类免疫缺陷病毒(HIV)侵入人体后,$CD4^+$淋巴细胞过度凋亡,机体出现不同程度免疫功能缺陷的一种疾病,未经治疗的感染者在疾病晚期易并发各种严重感染和恶性肿瘤,最终导致死亡。

HIV进入人体后要经过数年,甚至更长的潜伏期以后才发病,至今还没有治疗艾滋病的特效药,也没有有效疫苗。目前,艾滋病还是一种病死率极高的严重传染病。报告显示,截至2020年,估计全球艾滋病病毒感染者3 770万人。我国艾滋病的感染者人数为104.5万左右,且呈逐年上升的趋势。毋庸置疑,艾滋病给人类健康、社会以及家庭等方面造成了严重威胁。

从首例艾滋病被发现至今,艾滋病治疗研究已取得重大进展。例如,通过由3种或3种以上抗反转录病毒药物组成的抗反转录病毒联合疗法(鸡尾酒疗法)虽无法治愈艾滋病毒感染,但可以有效抑制艾滋病病毒复制,增强人体免疫系统,大大增加了HIV感染者的生存机会。随着对艾滋病发病机制和免疫病理的深入研究,一些新的治疗策略和手段纷纷涌现,除了传统的"鸡尾酒疗法"和目前广受关注的广谱中和抗体外,艾滋病疫苗RV144在研究中也显示出令人期待的应用前景;已经上市的只需一天一片的固定剂量复合剂(FDC),在很大程度上简化了HIV治疗;科研人员正在开展的基因编辑的方法以及嵌合抗原受体T细胞免疫疗法(Chimeric Antigen Receptor T-Cell Immunotherapy,CART疗法),都为人类最终战胜艾滋病带来希望。

艾滋病主要是通过性传播、血液传播和母婴传播的疾病,性传播已经占到了所有传播途径的90%以上。目前,艾滋病是一种无法治愈的传染病,人们往往对感染者容易产生歧视心理,这使得高危人群和易感人群因隐私暴露、担心歧视等问题而不愿主动接受病毒筛查,这对艾滋病的防控极度不利。联合国艾滋病规划署、世界卫生组织通过研究认为:如果有90%的感染者通过检测知道自己的感染状况;90%已经诊断的感染者接受抗病毒治疗;90%接受抗病毒治疗的感染者病毒受到抑制,检测不到病毒载量,传染性也降到很低,只有实现这三个"90%",才可以实现在全世界范围内控制艾滋病传播。

仅靠新的生物医学干预手段并不能完全减慢艾滋病传播速度,艾滋病防治工作需要全社会的共同参与。各国政府需要加大资金投入、制定适合国情的防控政策以遏制艾滋病的传播趋势。美国、欧洲等发达国家和地区目前也面临政府防控艾滋病经费投入削减的困扰,资金不足造成的艾滋病防治不及时或将持续一段时间。发展中国家的艾滋病感染者中,目前有600万人正在接受抗反转录病毒治疗,而未接受治疗的则约有1 000万,还有更多的初期感染及高风险感染人群在等着预防和治疗。虽然艾滋病防治投入成本巨大,但研究调查结果,如果以不作为的态度对待艾滋病,由此造成的损失将远大于积极防治。我国早在2004年就出台了《艾滋病及常见机会性感染免、减费药物治疗管理办法》,并逐渐扩大治疗对象范围,目前,可向所有艾滋病感染者免费提供抗病毒药物。

三、专业知识

细胞凋亡过度与多种疾病密切相关,包括免疫缺陷疾病、神经元退行性疾病和心血管疾病等。这些疾病的共同特点是细胞凋亡过度,导致组织器官形态功能异常。其中艾滋病是被人类免疫缺陷病毒感染后,$CD4^+$淋巴细胞过度凋亡,从而导致的相关免疫功能缺陷。HIV感染可通过调控生长因子的分泌、激活死亡受体通路、线粒体途径及内质网应激介导的凋亡通路来诱导$CD4^+$淋巴细胞凋亡。因此,在积极抗病毒治疗的同时,如何阻止免疫细胞的凋亡是艾滋病患者免疫重建的关键所在。

细胞凋亡调控的任一环节发生障碍均可导致疾病。因此,探索调控细胞凋亡速率的方法和措施可达到防治疾病的目的。

四、融入的人文思政元素

本案例以HIV感染引起机体$CD4^+$淋巴细胞过度凋亡为切入点,引出艾滋病传播及现有防治手段的案例。引导学生对目前我国艾滋病防控状况有基本了解,并且理解《艾滋病及常见机会性感染免、减费药物治疗管理办法》中对所有艾滋病感染者免费提供抗病毒药物的重要意义,这不仅体现了我国综合国力大幅上升,也体现了我国政府对艾滋病防控工作的高度重视。随着科学技术的发展,人们对艾滋病的认识虽然不断提高,但社会歧视因素也不容忽视。医学生要从自身做起,提高对艾滋病的正确认识,提高医疗专业水平,减少歧视;个人更需要懂得艾滋病防治知识,杜绝高危性行为,远离毒品,积极参与艾滋病防控科普宣传公益活动,为实现艾滋病有效防控这一任重而道远的目标贡献力量。

融入:我国目前艾滋病防治现状。

(梁倩倩)

主要参考文献
[1] 陈思锋,钱睿哲. 病理生理学[M]. 上海:复旦大学出版社,2015.
[2] 李永明. 砒霜治疗白血病的三次高潮和创新点[J]. 中国中西医结合杂志,2017(4):401-405.
[3] 粟明鲜,瞿佳. 英才济苍生宫颈癌疫苗发明者周健博士[M]. 北京:人民卫生出版社,2018.
[4] 王丹红. 中国科学家与宫颈癌疫苗的发明:孙小依专访[N]. 科学时报,2008-10-20.
[5] 王建枝,钱睿哲. 病理生理学[M]. 9版. 北京:人民卫生出版社,2018.

第九章 缺血-再灌注损伤

案例一 中国学者对世界显微外科的贡献

一、教学目标

(一) 教学目标

掌握缺血-再灌注损伤(ischemia reperfusion injury，IRI)的概念，熟悉缺血-再灌注损伤的原因及条件。了解断肢(指)再植的影响因素，以及我国显微外科的发展史及国际领先地位。

(二) 思政目标

以缺血-再灌注损伤的常见发病原因-组织器官缺血后恢复血液供应的病例如断肢(指)再植为切入点，引出一代代中国显微外科学者为世界显微外科发展作出的杰出创新性贡献，中国显微外科一直处于世界的前列，从而培养和增强医学生的民族自信心以及自豪感和荣誉感。从陈中伟院士、顾玉东院士等老一辈医学专家的事迹中，引导医学生在学医、从医的道路上，以优秀的医学前辈为楷模，培养高尚的职业情操，练就过硬的专业技术，树立为国家社会、人民健康、医学事业奋斗终生的奉献精神。

二、案例

显微外科是在手术放大镜或显微镜下，借助于精细器械进行手术操作的一种外科技术，广泛应用于如断指再植、血管吻合与移植、神经损伤的修复、淋巴管的吻合与改道、器官与组织移植等。显微外科技术把外科医疗工作推进到一个新的领域，但同时也是缺血-再灌注损伤发生概率较高的一个领域。

断肢(指)再植是指把完全或不完全离断的肢(指)体，在高倍显微镜的辅助下，采取彻底清创、血管吻合、骨骼固定、肌腱和神经修复等一系列外科手术，使肢(指)重新缝合回原位，恢复血液循环使之成活，术后进行各方面的综合治疗，以恢复其一定功能的高精细手术。

瑞典斯德哥尔摩五官科教授卡尔-奥洛夫·尼伦(Carl-Olof Nylen)是第一位认识到在耳科手术中需要增加放大效果和利用视觉工具的学者。1921年,他首次使用由Brinell-Leitz工厂制造的单目显微镜进行中耳手术,这是最早的显微外科手术。1950年,巴拉克尔(Barraquer)等在手术显微镜下进行角膜缝合。1960年,朱利叶斯·雅各布森二世(Julius Jacobson II)和埃内斯托·苏亚雷斯(Ernesto L. Suarez)等在手术显微镜下进行动物小血管吻合,奠定了现代显微外科的发展基础。1960年,山东医学院教授王志先教授和上海屠开元教授分别成功地进行了狗腿再植实验。

1963年1月2日清晨,上海机床钢模厂冲床车间的工人王存柏因为一时疏忽,右手腕关节以上一寸处被冲床完全切断,工友们立刻将他送到了上海市第六人民医院。陈中伟、钱允庆等组成的医疗团队当机立断为其施行断肢再植手术,并最终获得成功,中国因此成为世界上第一个成功接活断肢的国家。1964年9月,在罗马召开的第二十届国际外科学会大会,首例断肢再植的荣誉得到了国际公认。陈中伟教授被国际手外科联合会主席勃纳奥勃兰誉为"世界断肢再植之父"。人们常用"明察秋毫"来形容观察事物精细、眼力好到可以看清极其细小的事物,显微外科手术就是无愧为"明察秋毫"的手术。为了使双手能够在显微镜下进行如此精细的手术,陈中伟教授不论酷暑寒冬,每天坚持用大白鼠做试验,缝合那纤细如丝的小血管。就连在做家务的时候,也会想着把手锻炼得更加灵活,以便能做好手术。苦练日久,手越练越灵活。

陈中伟教授于1963年成功实施的世界首例断肢再植,开创了显微外科的新纪元。他的成就还不止于此:1973年,成功进行了世界上首例大块肌肉移植手术;1978年,在国际上首创了"断手再植和断指再植"等六项新技术;1980年,当选为中国科学院院士;1984年,陈中伟教授调入上海医科大学(现复旦大学上海医学院)附属中山医院任骨科主任;1996年,陈中伟教授首创"再造手指控制的电子假手",这是显微外科和生物医学工程首次结合的成果,获国家发明奖一等奖。2003年,陈中伟院士带领下的团队和华东理工大学合作项目"自固化磷酸钙人工骨的研制及应用"荣获国家科技进步二等奖。为了纪念陈院士对发展断肢再植和显微外科的卓越贡献,陈院士半身铜像安置在复旦大学附属中山医院的外科大楼大厅内。

显微外科领域还有一位国际知名专家——复旦大学附属华山医院的顾玉东院士。他在1970年发明膈神经移位术;1986年,首创健侧颈7神经移位术;通过200例足趾移植发现血管变异规律,首创"二套供血系统"技术方法。顾玉东院士带领的华山医院手外科,通过几十年的努力,在臂丛损伤诊治领域处于国际领先地位,在足趾移植术方面也保持国际领先水平。顾玉东院士多次获国家级科技成果奖和国家发明奖,并获得了全国先进工作者、全国教育系统劳动模范、"五一"劳动奖章、上海市优秀共产党员及上海市先进标兵等多种荣誉。他主编出版的医学专著在手外科及显微外科领域享有极高的声誉,他在专业上作出的杰出贡献,成为医务界学习的一代楷模。

面对成绩和荣誉,顾玉东院士总是强调是患者造就了医生,他在第一本专著的前言中写下了"这三十年是患者无数次的痛苦和鲜血让我由无知到有所知,由理论到实践"。顾玉东院士曾说过这样一段话:"做一个合格的医生、真正的医生并不难,只要把患者的痛苦看成是自己的痛苦,并能够解除患者的痛苦,使患者得到快乐就行,但要做一个出色的医生、高尚的医生就很难了;这就需要医生为了解除患者的痛苦而不断追求,不断拼搏,有所创造和发明,并能为患者的痛苦和欢乐奉献出自己的全部的爱心、智慧以至生命。"顾玉东院士被称为"红色院士",他在分享如何做一名好医生的体会时,多次提到自己做人做事的原则是:"对工作要有责任心、对事业要有进取心、对患者要有同情心、对同志要有团结心。"

除了陈中伟院士和顾玉东院士,我国临床、基础医学领域还有一大批专家学者在20世纪60年代初期就开始了断肢再植、小血管吻合的动物实验研究以及显微外科解剖学等领域的研究。1966年,杨东岳教授成功开展了世界首例第二足趾移植再造手指;1979年,杨凡果教授发明了前臂皮瓣,被国际上誉为"中国皮瓣";于仲嘉教授发明了"再造手";1986年,陆裕朴教授等报道了首例10指离断再植成功;钟世镇院士开创了显微外科解剖学研究的先河……

断肢再植手术的成功开创了中国显微外科技术蓬勃发展的新时代,奠定了中国显微外科技术处于和保持世界领先地位的基础,也为我们学科赢得了中国断肢再植摇篮的美誉。几十年来,我国显微外科尤其是四肢显微外科学者在陈中伟教授、顾玉东教授、于仲嘉教授、曾炳芳教授等一大批杰出专家带领下,为世界显微外科的发展作出了杰出的创新性贡献,使中国显微外科一直处于世界的前列,为医学进步和人类健康作出了重大贡献。

三、专业知识

(一)缺血-再灌注损伤的概念

组织细胞需要良好的血液循环以获得充足的氧和营养物质并排出代谢产物。组织器官血流的减少可导致细胞的缺血性损伤。再灌注恢复血流是减轻缺血性损伤的根本措施。然而,有时随着血流的恢复,在随后的一定时间内组织损伤不仅不减轻反而逐渐加重,这一现象称为缺血-再灌注损伤。

(二)缺血-再灌注损伤的常见病因及条件

凡是在组织器官缺血基础上的血液再灌注都可能成为缺血-再灌注损伤的发生原因。如休克时微循环的疏通,断肢再植和器官移植等;某些医疗技术的应用,如溶栓疗法、冠脉搭桥术以及经皮冠状动脉介入治疗等;体外循环条件下的心脏手术、肺血栓切除手术,心肺复苏及脑复苏等。

值得注意的是,并非所有缺血的器官在血流恢复后都会发生缺血-再灌注损伤,许多因素可以影响其发生、发展的严重程度(图9-1)。常见的条件包括缺血时间、侧支循环、需氧程度、再灌注的条件等。缺血时间长、侧支循环少、需氧程度高的组织器官容易发生缺血-再灌注损伤。给与缺血组织适当的低温、低压、低pH、低钠、低钙灌流液灌注，可减轻再灌注损伤，而高钠、高钙会加重再灌注损伤。

具体到影响断肢再植成功率的因素，目前归纳起来主要有以下几点：年龄(>60岁)、血栓和血管痉挛、离断程度、断指数目、保存方法、热缺血时间(>6小时)等。断肢最好的保存方法是用无菌湿纱布包好，再包一层无菌干纱布，4℃冰箱或冰上保存，不要直接放在冰块、冰袋上面。

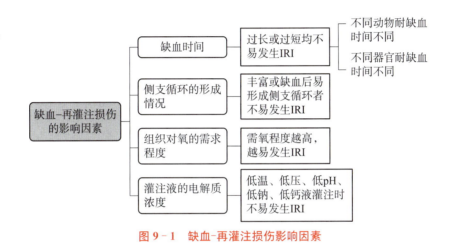

图9-1　缺血-再灌注损伤影响因素

四、融入的人文思政元素

本案例从引起缺血-再灌注损伤的一个常见病因——断肢再植为切入点，引出老一辈科学家如何刻苦钻研技术、克服困难、勇于开拓新领域，从而奠定了我国显微外科领域的国际领先地位及声誉的故事，激励医学生勤奋学习，"勤学功深心似镜，苦练日久手出灵"。回顾历史，中国显微外科的发展凝聚了老一辈科学家的心血和智慧；展望未来，年轻一代应继承老一辈专家学者的奋斗开拓精神，探讨新时期我国显微外科发展的新模式，继续推动我国显微外科的发展再上一个新的台阶，树立为祖国争光的信心及自豪感。

融入：肢体的创伤、断指再植、组织移植等均可引起肢体缺血。近年来，随着断肢再植手术技术的不断提高，成功率也很高，但仍有部分再植失败，使我们认识到缺血-再灌注损伤是造成再植失败的重要因素。熟知影响缺血-再灌注损伤的各种因素如缺血时间、低温灌注等，将有助于预估断肢再植效果，并有助于改善方案以提高断肢再植的成功率。

案例二　认识"双刃剑"自由基

一、教学目标

（一）教学目标

掌握自由基（free radical）的概念以及自由基增多的机制，熟悉自由基增多对组织细胞的损伤作用机制，熟悉自由基增多与缺血-再灌注损伤及相关疾病如老年性白内障的关系。

（二）思政目标

以缺血-再灌注损伤发病机制的始发环节——自由基增多为切入点，通过介绍自由基增多的机制以及自由基增多对组织细胞的损伤作用，引出自由基增多与老年性白内障等多种疾病有关，引入本案例介绍的"光明扶贫工程"，很多贫困患白内障的老人通过享受国家光明扶贫工程这一惠民政策得到有效治疗。借此引导学生理解中国特色社会主义制度优势，全民健康是建设健康中国的根本目的，需要医生的使命感与担当。因此，我们需要将健康中国理念贯穿于人才培养和教学科研全过程，培养具有高度的使命感和责任感、为国家健康事业发展作出贡献的高素质、复合型医学人才。

二、案例

自由基，化学上也称为"游离基"，其外层电子轨道上含有一个不成对电子，因此氧化能力极强。它是人体进行生命活动时所产生的一种活性分子，具有调节细胞生长、抑制病毒和细菌的作用。但如果体内自由基过多，则可引起蛋白质、核酸（DNA）变性，导致细胞和组织器官损伤，诱发各种疾病，并加速机体衰老。正常情况下，人体内存在两大抗氧化系统，非酶性清除剂如维生素 C、维生素 E、β-胡萝卜素等，酶性清除剂如超氧化物歧化酶（SOD）、过氧化物酶等，两者均可清除过多的自由基，使人体内自由基的生成和清除处于动态平衡中。

当人体处于应激或疾病状态时，或者由于紫外线照射、放射线照射及环境污染等因素作用时，自由基会产生过量。若此时人体内的抗氧化物不足，则引发氧化应激反应损伤细胞，参与多种疾病的发生发展，如白内障、癌症、心脑血管疾病、阿尔茨海默病和糖尿病等。在我国，老年性白内障是首位致盲性眼病。患病人数超过 400 万，在 60～89 岁的老年人中，白内障的发病率达 80%，严重影响中老年人工作、学习和生活质量。

晶状体位于眼球的虹膜与玻璃体之间，正常情况下是透明的。它是眼球中重要的屈光间质之一，通过睫状肌的收缩或松弛改变晶状体屈光度，使看远或看近时眼球聚光的焦点都能准确地落在视网膜上。晶状体中的蛋白质分为水溶性蛋白质和非水溶性蛋白质两类,其中前者对维持晶体透明性具有重要作用。当晶状体的透明度降低或颜色改变所致的光学质量下降引起退行性变,即发生白内障。通过研究发现老年性白内障晶体组织自由基含量和脂质过氧化产物丙二醛(MDA)含量均升高,超氧化物歧化酶(SOD)活性降低。这表明自由基引发的脂质过氧化损伤增强、机体抗氧化能力降低与老年性白内障的发病有密切关系。

为了让更多的贫困白内障患者接受复明手术,解决其因病致盲的问题并减轻其就医负担,2009年,由卫生部、财政部和中国残联共同牵头实施了"百万贫困白内障患者复明工程"项目,即2009—2011年对全国贫困白内障患者进行筛查,并为100万例贫困白内障患者进行复明手术。2017年,国务院扶贫办、国家卫生计生委又联合发布了《"光明扶贫工程"工作方案》这一全国性的健康扶贫项目政策,旨在通过整合社会力量广泛参与健康扶贫。国家卫健委卫生发展研究中心发布的评估报告显示,"光明扶贫工程·白内障复明"到2020年已救治85%的建档立卡贫困白内障患者,减轻了中西部贫困地区约20%的患者就医经济负担,有效防止了白内障患者的因病致贫、因病返贫。

目前,"光明扶贫工程·白内障复明"项目现更名为"光明工程·白内障复明"项目,计划在"十四五"期间,每年救治20万农村低收入白内障患者,5年达到救治100万以上的目标。随着国家对残疾人事业的投入增加,越来越多的贫困白内障患者通过享受国家光明扶贫工程这一惠民政策得以重见光明,百姓有了实实在在的获得感和幸福感。光明扶贫工程正点燃了数以万计的贫困白内障患者生活的希望之光。

《"健康中国2030"规划纲要》提出新时期健康中国建设的意义与主要措施,全民健康是建设健康中国的根本目的。"健康中国"的新蓝图,凝聚着政府、社会和人民群众的共同理想。医学院校需要努力培养出适应中国社会发展实际需要的高素质、复合型医学人才,将健康中国理念贯穿于人才培养和教学科研全过程,以高度的使命感和责任感为国家健康事业发展和健康医学人才培养作出贡献。

三、专业知识

(一) 自由基生成及增多的机制

自由基是指在外层电子轨道上含有单个不配对电子的原子、原子团或分子。自由基的化学性质活泼、具有很强的氧化能力,种类很多(表9-1)。主要包括由氧诱发的氧自由基(如超氧阴离子 $O_2^-\cdot$ 及羟自由基 $OH\cdot$)、脂性自由基(如烷氧自由基 $LO\cdot$、烷过氧自由基 $LOO\cdot$)等。化学性质活泼的氧自由基与非自由基的含氧代谢产物如 H_2O_2 等统称为活性氧(reactive oxygen species,ROS)。

生命活动离不开自由基。在生理情况下,O_2 通常是通过细胞色素氧化酶系统接受4个电子还原成水,但也有1%~2%的氧接受一个电子生成 $O_2^-\cdot$ 或经三电子还原生成

OH·。另外,体内许多酶促或非酶促反应,如在次黄嘌呤、NADPH 及 NADH 等氧化过程,以及血红蛋白、肌红蛋白、儿茶酚胺的分解、紫外线照射及电离辐射等过程中也可产生氧自由基。自由基增多也是缺血-再灌注损伤发病的重要环节。

表 9-1 常见自由基的种类及半衰期

自由基名称	化学式	稳定性(时间:秒)
超氧阴离子	$O_2^-·$	10^{-5}
羟自由基	OH·	10^{-9}
烷氧自由基	LO·	10^{-6}
烷过氧自由基	LOO·	7
硝基自由基	$ONOO^-·$	0.05^{-1}
二氧化氮自由基	$NO_2·$	1~10
单线态氧	$^1O_2$	10^{-6}

(二) 缺血-再灌注导致自由基增多的机制

组织缺血期间,作为电子受体的氧含量不足,自由基增加不显著。再灌注为组织细胞供氧的同时,也提供了大量电子受体,导致氧自由基在再灌注开始的数秒钟后即可增加数倍。体内清除活性氧的能力不足也是氧自由基短时间内暴发性增多的原因之一。

1. 黄嘌呤氧化酶形成增多 黄嘌呤脱氢酶(xanthine dehydrogenase, XD)主要存在于毛细血管内皮细胞内。缺血时,XD 大量转变为黄嘌呤氧化酶(xanthine oxidase, XO),而缺血组织内 ATP 降解导致次黄嘌呤的堆积。再灌注时,大量 O_2 随血液进入缺血组织,XO 再催化次黄嘌呤转变为黄嘌呤并进而催化黄嘌呤转变为尿酸的两步反应中都同时以分子氧为电子接受体。因此,再灌注时组织内 $O_2^-·$、OH·、H_2O_2 等活性氧增加(图 9-2)。

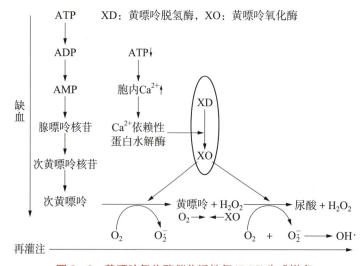

图 9-2 黄嘌呤氧化酶催化活性氧(ROS)生成增多

2. 中性粒细胞聚集及激活　缺血-再灌注时，自由基作用于细胞膜后产生的物质如白三烯以及补体系统激活产生的 C3 片段等，具有很强的趋化活性，可吸引大量中性粒细胞聚集并激活。再灌注期间组织重新获得 O_2，激活的中性粒细胞耗氧量显著增加，所摄取的氧绝大部分经细胞内 NADPH 氧化酶和 NADH 氧化酶的催化，接受电子产生大量氧自由基，即呼吸爆发(respiratory burst)或氧爆发(oxygen burst)。

3. 线粒体膜损伤　缺血缺氧时细胞色素氧化酶系统功能失调，电子传递链受损。再灌注时进入细胞内的氧经单电子还原而形成的氧自由基增多。

4. 儿茶酚胺自氧化增加　缺血缺氧时，交感神经-肾上腺髓质系统可分泌大量的儿茶酚胺。再灌注时，过多的儿茶酚胺发生自氧化能产生大量的氧自由基。

（三）自由基增多引起细胞损伤的机制

自由基过多导致的危害主要包括膜脂质过氧化，蛋白质功能抑制以及核酸破坏与 DNA 断裂。举例而言，老年性白内障晶状体组织自由基含量和脂质过氧化产物丙二醛(MDA)含量均升高，超氧化物歧化酶(SOD)活性降低。表明自由基引发的脂质过氧化损伤增强、机体抗氧化能力降低与老年性白内障的发病有密切关系。缺血-再灌注会使自由基生成增多，从而加重细胞结构损伤和功能代谢障碍。

四、融入的人文思政元素

本案例以氧化应激损伤是缺血再灌注损伤以及老年性白内障发病的重要原因为切入点，使同学加深了解自由基的概念及氧化作用，并引出我国政府从 2009 年开始实施的"百万贫困白内障患者复明工程"项目，以及从 2017 年到目前正在进行的《光明扶贫工程"工作方案》。这些全国性的健康扶贫项目体现出我国政府自从新中国成立以来，始终不忘初心，牢记使命，始终恪守"把人民群众生命安全和身体健康放在第一位"的价值取向和执政理念。"治国有常，而利民为本"。借此引导学生理解中国特色社会主义制度优势。"民为邦本，本固邦宁"。"以民为本"依然是新时代党和政府的立国之本、执政之基，同时，加大民生投入，办好民生实事，不断提升人民群众的获得感和幸福感是党和政府的执政之基，更是健康中国梦的应有之义。

融入：自由基过多可导致细胞和组织器官损伤，诱发各种疾病，并加速机体衰老。自由基增多是缺血再灌注损伤的始发环节，多种组织器官均可发生缺血-再灌注损伤。自由基增多还与老年白内障、糖尿病、肿瘤等多种疾病有关。在我国，白内障是首位致盲眼病，光明扶贫工程是国家实施的惠民工程，对提高贫困人口健康水平有着十分重要的意义。健康中国梦更离不开医学生的使命与担当。

案例三 葛均波院士永不止步的探索之路

一、教学目标

(一) 教学目标

掌握缺血-再灌注损伤防治的几个措施。了解缺血再灌注损伤的防治还在实验研究和临床试验观察阶段。

(二) 思政目标

为避免缺血-再灌注损伤,需要尽可能在再灌注损伤发生的缺血时间以前恢复血流。本案例以"冠脉支架植入术"为切入点,引出葛均波院士致力于推动中国心血管病领域的创新,为我国乃至世界心血管病诊治水平的提升作出了巨大贡献,从而培养医学生的民族自信心以及自豪感、荣誉感,引导医学生在学医、从医的道路上,以我校优秀的医学前辈为楷模,培养高尚的职业情操,练就过硬的专业技术,树立为国家社会、人民健康、医学事业奋斗终生的奉献精神。

二、案例

冠状动脉支架植入术是一种机械性的介入治疗手段,它是将支架置放于冠状动脉病变处,经球囊扩张释放或自膨胀方式支撑住血管壁,以保持冠状动脉管腔的开放,降低急性心肌梗死死亡率。我国有数十万冠心病患者需要放置支架,一个进口药物涂层支架的价值不菲,有些患者还需要同时放几个支架。推动高端介入设备、器材国产化,解决中国百姓看病贵的"卡脖子"问题势在必行。除了高昂的医药费,进口支架还存在"后遗症"——传统药物支架存在涂层材料无法在体内降解、对称涂层工艺等设计缺陷,由此导致的血管持续性炎症反应和内皮化延迟,具有诱发支架内再狭窄和晚期血栓形成的风险,一旦引起支架内血栓,患者的死亡率高达40%。

当时,放弃德国的优越生活毅然回国的葛均波教授担任复旦大学附属中山医院心内科主任、心导管室主任,"就想研发一种性能更好的国产支架,让中国人都用得起。"于是,葛均波带领团队正式开始了研制国产冠脉药物支架的征程。他与学生们几乎放弃所有休息时间,全部扑在找材料、搞药物涂层技术上。历时6年,经历了从早期设计成型、优化改进、大规模动物实验验证到临床试验阶段,成功研制出新一代国产完全可降解支架"Xinsorb TM"。这种支架由高分子材料构建雷帕霉素药物释放平台,植入体内2~3年内完全降解吸收。其设计理念是:支架植入后的一段时间内,它会对狭窄的冠脉血管进行机械性支撑,同时释放出药物,防止再狭窄。之后支架即缓慢降解并完全被组织吸收,血管结构以及舒缩功能完全恢复至自然状态。这意味着这种支架不会一辈子存在于患者的身体里,术后患者不但可以彻底根治病情,还能一如往常进行磁共振检查等。Xinsorb生物可吸收冠脉雷帕霉素洗脱支架已获得国家药品监督管理局审批成功上市。葛均波教授指出,我国自主研发的这种完全可降解支架还可为患者节省更多费用。

葛均波教授还在国际上首次发现心肌桥特异性超声影像学诊断指标"半月现象"和"指尖现象",被国际学术界称为"葛氏现象",改变了某些类型心绞痛的治疗措施;他作为首位国内学者在美国TCT会议上首创"逆行钢丝对吻技术",获得美国同行高度赞誉。虽然早已功成名就,但他探索的脚步永不停止。葛均波院士多次在不同场合表示:"对医学的探索,永远不要满足。医学科学家,要对技术创新永远保持好奇心,对目前的医疗手段不满足。创新理念来自于阅读大量文献,但又不能被文献束缚;要尊重老师,但不要迷信老师。否则,科学不可能进步,人类不可能发展。"

三、专业知识

目前认为,缺血-再灌注损伤的防治应从以下几个方面着手:①尽早恢复血流与控制再灌注条件。②清除及减少自由基与减轻钙超载:自由基清除剂主要有SOD、过氧化氢酶、谷胱甘肽过氧化物酶及铜蓝蛋白等。③应用细胞保护剂与抑制剂。④采用非类固醇抗炎药物、环氧化酶抑制剂、前列环素及中性粒细胞单抗等。⑤激活内源性保护机制(通过缺血预适应、后适应及远程缺血预适应等适应性方法)(图9-3)。

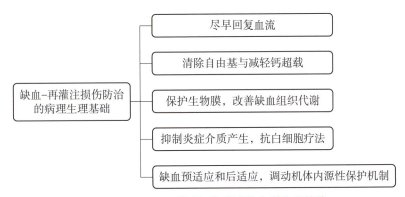

图9-3 缺血-再灌注损伤防治的病理生理基础

四、人文思政元素

心脑血管疾病是一种严重威胁人类健康,特别是50岁以上中老年人健康的常见病,具有高患病率、高致残率和高死亡率的特点。其死亡率占居民疾病死亡构成40%以上,居首位,高于肿瘤及其他疾病。葛均波教授是中国科学院院士、复旦大学附属中山医院心内科主任。20世纪90年代末,他放弃德国的优越生活毅然回国,怀着一颗赤诚的心报效国家,长期致力于推动我国心血管疾病临床技术革新和科研成果转化,在血管内超声研究、新型冠脉支架研发、支架内再狭窄防治等领域取得一系列突破性成果,为提升我国心血管病学领域的国际学术地位作出了突出贡献。由葛均波主持研制的我国首例可降解涂层新型冠脉支架,每年为患者节约医疗费用12亿元人民币。作为一名医生,工作职责和使命就是"竭尽全力除人类之病痛,助健康之完美,维系医术的圣洁和荣誉,救死扶伤"。作为一名科学家,葛均波教授说:"科学家要永远对现状不满足,不能停止思考。"。通过本案例的学习,弘扬葛均波院士及团队胸怀祖国、勇攀高峰、敢为人先、服务人民的新时代科学家精神;激发医学生的责任感和自信心,激励科技工作者追求真理、严谨治学、集智攻关、团结协作,为建设科技强国汇聚磅礴力量。

融入:因冠状动脉狭窄、堵塞引发的缺血性心脏病,称为冠心病。临床上治疗的主要策略是尽快恢复血流供应(即再灌注),常规手段包括药物溶栓、经皮冠状动脉介入和冠状动脉搭桥。各种治疗手段在有效缓解心肌缺血的同时,也需密切关注心肌缺血-再灌注损伤的防治。

(支秀玲)

主要参考文献

[1] 葛均波. 弘扬新时代科家精神,为建设科技强国汇聚磅礴力量[R]. 北京:全国政协十三届三次会议第二次全体会议,2020.
[2] 侯春林. 中国学者对世界显微外科的一些贡献[J]. 中华显微外科杂志,2020,43(3):209-220.
[3] 李谟汉. 攻良小切口非超乳白内障手术在"复明工程"中的疗效分析[J]. 河南中医,2013,B10:180-181.
[4] 昇杰. 揭示线粒体钙稳态调节新机制[J]. 科学,2013,(4):15.
[5] 王建枝,钱睿哲. 病理生理学[M]. 9版. 北京:人民卫生出版社,2018.
[6] 杨炜,薛磊,马玉华,等. 老年性白内障患者脂质过氧化反应的研究[J]. 眼科新进展,2000,(2):124-125.

第十章 休 克

案例一 科学献血不会引起失血性休克

一、教学目标

(一) 教学目标
掌握休克的发病原因。

(二) 思政目标
本案例以"输血是抢救失血性休克患者最有效的措施之一"为切入点,引申至我国近年来无偿献血的发展和成就,帮助医学生从专业知识角度树立"科学献血不会影响健康,还能获得助人后的喜悦和生命的升华,促进心理健康"的正确理念。了解我国近年来无偿献血事业的长足发展,培养学生的社会责任感和奉献意识。

二、案例

临床上,患者因创伤、手术等原因导致失血过多,输血往往就成为抢救大失血患者最有效的措施之一。事实上,需要输血的患者远不止于此。我国每年有数百万肿瘤、再生障碍性贫血、白血病及产科意外等患者等待输血救治,年用血量巨大。因此,各地血源紧缺的情况也时有发生。为了保证医疗用血需要和安全,发扬人道主义精神,促进社会文明建设,我国从1998年10月1日起全面实行无偿献血制度,提倡健康适龄公民为拯救他人生命,自觉自愿献出可再生的少量血液或血液成分给社会公益事业,而献血者不收取超过因献血发生必要的交通、误工等成本额度及报酬的行为。为了鼓励更多的人无偿献血,宣传和促进全球血液安全规划的实施,世卫组织联合多机构将每年6月14日确定为"世界献血者日",并且提出,一个国家人口献血率达1‰~3‰才能基本满足本国临床用血需求。

人们面对无偿献血最大的疑虑往往是,短时间失血是否会引起休克?其实,一个健康成年人一次献血200~400毫升,只占全身总血量的5%~10%,献血后身体通过自我调节,使血流量很快恢复正常,同时还会促进身体的造血功能。机体在正常情况下,80%的血液在心脏和血管里循环流动,维持人体正常生理功能。其余20%的血液储存在肝、脾等脏器内。献血后,体内储存的血液会立即进入体内循环,不会减少体内循环血容量。献血所丢失的水分和无机物,在1~2个小时内恢复正常水平;血浆蛋白在1~2天内就能得到补充;血小板一般在2~3天恢复至献血前水平,红细胞及血红蛋白则需要7~10天恢复至献血前水平。因此,一个健康个体,在法定的采供血机构,按照国家相关的法规来进行献血,不会引起休克。

中国《献血法》实施20余年来,无偿献血人次数持续增加,实现了全球罕见的近20年连续增长,无偿献血人次数和采血量位居全球首位,自愿无偿献血比率超过高收入国家95%的平均水平。据《国家卫健委2019年我国卫生健康事业发展统计公报》数据,我国千人口献血率由1998年的4.8‰提升至2019年的接近11.22‰。目前,我国临床用血已经实现全部来自自愿无偿献血。世界卫生组织发布的《全球血液安全与供应报告》显示,中国血液安全水平已位居全球前列。

三、专业知识

(一) 低血容量性休克

低血容量性休克(hypovolemic shock)是由于血管内血容量不足,导致心室充盈不足和心搏出量减少,如果增加心率仍不能代偿,可导致心输出量降低和有效循环血量减少。常见病因如下。

1. 失血或失液性休克 常见于:①外伤性大出血、消化道溃疡出血、产科意外所致的出血性休克(hemorrhagic shock)。②大量出汗、严重腹泻或呕吐等情况引起体液过度丢失,引起的失液性休克。研究发现15分钟内失血量少于全身血量的10%时,机体可完全代偿;若快速失血量超过全血量的20%左右,即可引起休克的失代偿反应。

2. 烧伤性休克 大面积烧伤常伴有血浆大量外渗,导致血容量不足,称之为烧伤性休克(burn shock)。烧伤性休克早期与疼痛及低血容量有关,晚期还与继发感染引起的感染性休克相关。

3. 创伤性休克 可由严重创伤,如骨折、挤压伤及火器伤等引起。主要是机体剧烈疼痛和大失血所致。

(二) 血管源性休克

由于外周血管扩张,血管床容量增加,大量血液淤滞在扩张的小血管内,使有效循环血量减少且分布异常,导致组织灌流量减少而引起的休克,称为血管源性休克(vasogenic shock),也称为低阻力性休克或分布异常性休克。

1. 感染性休克 感染性休克是临床上最常见的休克类型之一。病毒、细菌、立克次体等感染均可引起感染性休克(infectious shock)。感染性休克常伴有败血症,被称为败血性休克。感染性休克依据血流动力学特点,常被分为两种类型：低排高阻型休克和高排低阻型休克。

2. **过敏性休克** 已致敏的机体再次接触到同一抗原物质时,可发生强烈的Ⅰ型变态反应,引起容量血管大量扩张,毛细血管通透性增加,从而血管内压力下降、组织灌注不良,最终导致多脏器受累。

3. **神经源性休克** 交感神经系统的急性损伤或被药物阻滞,导致静脉血管张力丧失,引起静脉血管容量增加,有效循环血容量减少。这类休克预后较好,一般可自愈。

（三）心源性休克

心源性休克(cardiogenic shock)是由于心脏泵血功能障碍,心输出量急剧减少,使有效循环血量和微循环灌流量显著下降所引起的休克。其病因可分为心肌源性和非心肌源性两类。心肌源性病因常见于严重的心脏病变,非心肌源性病因包括压力性或阻塞性的病因,如急性心包填塞、张力性气胸,或心脏射血受阻如肺血管栓塞、肺动脉高压等。

休克治疗中,强调补充血容量基础上,合理、适时地应用血管活性药物,改善微循环血管舒缩状态、纠正酸中毒,是有效提高组织灌流量的关键。

四、融入的人文思政元素

引导医学生充分认识到献血是无私奉献、救死扶伤的崇高行为,也是一个社会公益意识和互助观念的文明体现,是利国利家利己的行为。作为即将从事卫生健康事业的医学生,更应该具有社会责任感和职业使命感,主动参与到无偿献血活动,并且身体力行加入到志愿者服务团队中,利用专业知识,对广大人民群众进行健康宣教,提升人民对无偿献血的认知度。只有提升全社会公民的无偿献血、无私奉献的观念,才能保障临床用血安全供应,维护生命健康,促进社会卫生事业的健康发展。

融入：低血容量性休克的常见原因。

案例二 微循环的发现

一、教学目标

（一）教学目标

掌握失血性休克的发病机制,了解失血性休克防治的病理生理基础。

（二）思政目标

本案例以微循环研究为切入点,回顾了微循环的发现、概念的提出、到临床监测。我国一批科学家在微循环血液动力学变化、生化改变、血液流态及凝固的变异、血管活性物质等领域获得的成果,促使学生思考我国改革开放以来医疗卫生事业的巨大进步与国家、社会整体经济发展取得的显著成就之间的内在联系,意识到社会经济全面发展、国家实力整体提升是医疗卫生领域快速发展的根本助推力,有助于强化医学生的"四个自信"。同时,引导学生扩宽视野,为休克基础研究和临床应用奠定基础。

二、案例

休克(shock)是指机体在严重失血失液、感染、创伤等强烈致病因子的作用下,有效循环血量急剧减少,组织血液灌流量严重不足,引起细胞缺血、缺氧,以致各重要生命器官的功能、代谢障碍或结构损害的全身性危重病理过程。其中,失血后引起休克取决于失血量和失血速度:在15~20分钟内,若失血量少于全身总血量的10%~15%时,机体可通过代偿保持血压和组织灌流量在正常范围内;若快速大量失血超过总血量的20%(约1000 ml),即可引起心输出量和平均动脉压下降而发生失血性休克。如果失血量超过总血量的45%~50%,会很快导致死亡。目前,各种类型休克的基本发病环节是微循环血液灌流障碍(图10-1)。

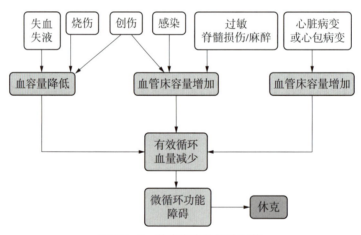

图 10-1 休克发生的始动环节

微循环的研究可追溯到1922年,Freed Lander等研究者发现毛细血管。1929年,Krogh的《毛细血管的解剖和生理》发表,开启了微血管研究的序幕。典型的微循环一般由微动脉、后微动脉、毛细血管前括约肌、真毛细血管、通血毛细血管、动-静脉吻合支和微静脉这7个部分组成。1861年,Ludwin首次提出血液与组织间液体交换的概念,直到20世纪初,科学家的注意力逐渐集中到微循环的组织灌注上。

我国最早的微循环研究始于20世纪的60年代临床工作,陆道培等首次报道应用毛细血管镜对再生障碍性贫血患者甲皱微循环的研究工作。60年代留学回国的修瑞娟教授,在北京首次对58例暴发性脑膜炎患儿甲皱微循环变化进行了昼夜连续动态研究,在世界上首次描述了微血管自主节律性运动在人体内的动态变化及其与患者病情转归之间的关系。1983年,修瑞娟首次提出:微循环对组织细胞的海涛式灌注新理论,补充了当时世界上流行的田园式灌注的推论,被称为"修氏理论",这标志着我国微循环的研究走向世界舞台。

微循环的建立引出失血性休克为代表的微循环障碍学说。20世纪60年代,研究者依据液体复苏的效果,在休克血流动力学监测的基础上发现,休克具有共同的病理生理环节,即交感-肾上腺髓质系统强烈兴奋所导致的微循环障碍。他们认为休克的关键在于交感兴奋所导致的血流异常。根据这一学说,失血性休克时依据微循环变化病程分为3期:微循环缺血期、微循环淤血期及微循环衰竭期(图10-2)。据此,临床对休克的治疗措施发生了根本性改变。补充血容量提到了抗休克治疗的首位,并结合应用血管活性药,甚至血管扩张药改善微循环,较大地提高了休克救治成功率。

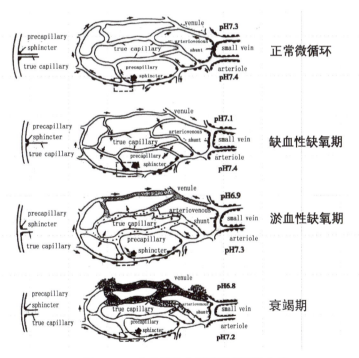

图10-2 失血性休克导致微循环的变化

在临床实践中,正确评估休克和优化血流动力学的相关参数是休克患者治疗的核心。活体微循环的监测对于了解脏器功能、诊治疾病、研究疾病机制和药物治疗效果有重要的作用。近年来,无创/微创的血流动力学监测技术、肺动脉导管和经肺热稀释法等技术的进一步创新发展,能协助临床医生获得更多有价值的微循环参数,有利于医生选择适合休克患者救治的最佳方案。随着激光多普勒成像技术、近红外线光谱成像技术,脉搏血氧监测等实验技术的发展,活体微循环监测技术正在飞速发展,这也必将对改善休克患者微循环大有裨益。

三、专业知识

失血性休克早期、休克期以及晚期的微循环改变和发生机制各不相同。

(一) 休克早期

1. 微循环变化 休克早期,全身小血管,包括小动脉、微动脉、后微动脉、毛细血管前括约肌、微静脉及小静脉都持续收缩,总外周阻力升高。其中毛细血管前阻力(由微动脉、后微动脉及毛细血管前括约肌组成)增加显著,使大量毛细血管网关闭,以致微循环灌流量明显减少,微循环处于少灌少流、灌少于流的状态。同时,血液经直捷通路或开放的动-静脉吻合支迅速回流入微静脉,从而加重组织的缺血缺氧,故该期称缺血性缺氧期(ischemic anoxia phase)。

2. 微循环变化的机制 休克早期器官血流动力学和微循环变化的基本机制是交感-肾上腺髓质系统强烈兴奋、儿茶酚胺大量释放,引起小血管收缩或痉挛。儿茶酚胺既兴奋α-受体造成皮肤、内脏血管明显收缩,又兴奋β-受体,引起动-静脉短路开放,使微循环血液灌流量锐减。不同的病因可通过不同的机制兴奋交感-肾上腺髓质系统。例如,低血容量性休克、心源性休克由于血压降低,抑制减压反射,引起心血管运动中枢及交感-肾上腺髓质兴奋;感染性休克时,内毒素具有拟交感作用,促进血管收缩;烧伤、创伤时疼痛能直接兴奋交感神经。

其他缩血管物质亦参加休克早期微循环的变化,主要有:①血栓素A_2(TXA2)。儿茶酚胺能刺激血小板产生TXA2,其有强烈缩血管作用,并引起血小板进一步聚集导致血栓形成。②血管紧张素Ⅱ(AngⅡ)。交感神经兴奋和血容量减少可激活肾素-血管紧张素系统,血管紧张素Ⅱ具有强烈的缩血管作用。③血管升压素,又称抗利尿激素(ADH),在血容量减少及疼痛刺激时能分泌增加,对内脏小血管有收缩作用。④内皮素(endothelin,ET)。由血管内皮细胞产生,具有强烈而持久的收缩小血管和微血管的作用。⑤白三烯类(LTs)物质。在白细胞膜磷脂分解时由花生四烯酸在脂加氧酶作用下生成,具有收缩腹腔内脏小血管的作用。

(二) 休克期

如果休克的病因不能及时消除,组织缺血缺氧持续存在,休克将继续发展进入失代偿期。

1. 微循环变化 此期微动脉、后微动脉、毛细血管前括约肌扩张,微静脉持续收缩,但是毛细血管的前阻力小于后阻力,毛细血管开放数目反而增多,血液大量涌入真毛细血管网。微循环表现为灌而少流、灌大于流,血液淤滞在毛细血管网内。此时,毛细血管内压升高明显,微血管壁通透性升高,大量血浆外渗到组织间液,血液出现浓缩,黏滞性升高,血流速度缓慢,微循环的变化加重了组织缺氧。故此期亦称为淤血性缺氧期（stagnant anoxia phase）。

2. 微循环变化的机制

（1）酸中毒：休克早期,在交感神经的作用下,微动脉、后微动脉及毛细血管前括约肌强烈收缩,致使组织微循环持续缺血缺氧。因此,相应部位的组织细胞无氧糖酵解增强,乳酸大量堆积,引起代谢性酸中毒。微动脉、后微动脉和毛细血管前括约肌在酸性环境中的耐受性较差,对儿茶酚胺的反应性降低,以致收缩性减弱,甚至扩张。与此同时,微静脉在酸性环境中的耐受性较强。因而,持续收缩,于是大量毛细血管网开放,血液淤滞在微循环中。

（2）扩血管物质生成增多：缺氧和酸中毒刺激肥大细胞释放大量组胺；缺氧引起ATP的分解产物腺苷堆积；细胞在缺氧状态下,K^+释放增多,这些物质均可引起血管平滑肌舒张,导致毛细血管扩张。

（3）血液流变学改变：感染、缺氧和酸中毒等因素作用下,白细胞附壁,黏附于内皮细胞上,从而增加了毛细血管的后阻力,大量血液在毛细血管中淤滞。血流缓慢和血管通透性增加,致使红细胞和血小板聚集增多,血液黏度增高,微循环血流速度进一步减慢,加重血液泥化、淤滞。

(三) 休克晚期

此时患者对任何血管活性物质均失去反应,微循环处于衰竭期。休克处于难治期或不可逆期。主要临床表现为弥散性血管内凝血(DIC)和多器官功能衰竭。

1. 微循环变化
随着缺氧和酸中毒的进一步加重,微血管麻痹性扩张,对任何血管活性物质失去反应,微循环处于不灌不流的状态,故此期又称为微循环衰竭期。血流缓慢,血液浓缩,成为诱发 DIC 的关键因素。

2. 微循环变化的机制

（1）微血管麻痹性扩张。机制尚不完全清楚,目前认为可能与酸中毒以及一氧化氮和氧自由基等炎症介质生成增多有关。

（2）DIC 形成。休克晚期微循环血流速度缓慢,血液大量淤滞,血液黏滞性升高,血小板和红细胞聚集和活化,使血液处于高凝状态,为 DIC 的形成提供有利条件。但是,并不是所有休克患者一定发生 DIC,不同休克患者和休克患者的不同器官中,DIC 形成的时机并不相同。但需强调的是 DIC 一旦发生,必将加重休克的病情,使其进入难治阶段。

四、融入的人文思政元素

通过本案例的引入,引导学生重点体会"在科学上没有平坦的大道,只有不畏劳苦沿着陡峭山路攀登的人,才有希望达到光辉的顶点"。习近平总书记在科学家座谈会上的讲话指出,科技创新特别是原始创新要有创造性思辨的能力、严格求证的方法,不迷信学术权威,不盲从既有学说,敢于大胆质疑,认真实证,不断试验。年轻的学者们唯有开拓思维,胆大心细探寻科学问题中的奥秘,将大循环、微循环和代谢指标进行集成,结合多种模式监测为重症休克患者提供精准的治疗方案。

融入:各种类型休克的基本发病环节是微循环血液灌流障碍。

案例三 | 休克治疗的中西医认识

一、教学目标

(一) 教学目标
掌握我国休克治疗的历史和成果。

(二) 思政目标
以失血性休克为切入点,引出我国中医学和西方医学在防治休克方面取得的进展。促使学生思考我国中医学的理论知识及诊疗方法的独特性,将中西医的优势互补,开阔视野,充分发挥中医药学在疾病预防、治疗、康复中的独特优势。坚持中西医并重,推动中医药学在传承创新中高质量发展。

二、案例

早在古希腊,人们就已经认识到创伤后综合征的存在。直到1737年,法国医生亨利·弗朗索瓦·勒德兰(Henri François Le Dran)首次使用 choc 一词,描述严重的打击或震荡的后果。1743年,英国医生克拉克(Clark)将 choc 引申为 shock,意为严重创伤后患者病情突然恶化。人类对休克的认知经历了症状描述阶段、循环衰竭阶段、微循环学说阶段及细胞分子水平等研究阶段。然而,休克的发生机制目前为止仍然尚未完全阐明。

中医学在我国已有三千多年历史,在各种中医书籍之中也有大量对类似症状患者的诊治记载以及对其病因、病理的认识。休克属中医学"厥证、脱证"范畴,因邪毒内陷、误食毒物、暴伤跌仆、刀枪虫兽所伤、大汗、大吐、大泻及大失血等因素,导致人体津枯血耗、气机逆乱、阴阳离绝,患者因而出现面色苍白、四肢厥冷、冷汗不止、神识昏谵、淡漠、烦躁和脉微欲绝等一系列危重症候。这与1897年,西方医学从临床角度所描述的失血性休克的"面色苍白或发绀、四肢湿冷、脉搏细速、脉压变小、尿量减少、神态淡漠和血压降低"相一致。这些关于休克临床表现的描述十分生动具体,至今对休克的诊断仍有重要意义。

中医学诊治厥证、脱证具有悠久历史。例如,我国古代的望诊,其诊治基础即可理解为对微循环系统的观察。望诊中通过运用舌头这面镜子,来观察人体内的血液循环情况,从而反映出人体的健康状况,而中药中应用活血化瘀药物即是通过调节微循环来进行治疗。《史记·扁鹊仓公列传》所载扁鹊治疗虢太子尸厥案例,较为详细地记载了扁鹊在虢太子身上,使用了针、石、熨、汤熨、汤剂内服等方法,成功救治了虢太子的"尸厥证"。此后,人们常常用"起死回生"一词来形容扁鹊医术高超。被后人尊称为医圣的东汉末年著名医学家张仲景开创了厥脱证辨证施治的先河,创立了不少著名方剂如四逆汤、通脉四逆汤等,至今沿用不衰。清代是厥脱证从理论到实践的完善和发展时期。中医学在几千年的诊疗实践中,有不少新学说和新观点问世,产生了不少新方法与新方剂,积累了丰富的实践经验。近代至今,中医药学在救治休克中占有相当重要的地位,不少中药新制剂如生脉注射液、四逆注射液及人参注射液等在休克治疗中发挥出巨大作用。

相对于西方对休克认识300年,中医学对此相关记载已有千年的历史,并且中医学特有的针灸、方剂,在失血性休克、感染性休克的防治以及减少死亡和减轻内脏损伤的作用中大有裨益。我国几代领导人都曾提出,结合西方近代科学来研究中国的传统医学的规律,发展中国的新医学。随着中西医结合事业的发展,中医学从古老的传统医学逐步迈向现代化。习近平总书记强调:"要遵循中医药发展规律,传承精华,守正创新,加快推进中医药现代化、产业化,坚持中西医并重,推动中医药和西医药相互补充、协调发展,推动中医药走向世界。"作为医学生有必要了解我国中医学的理论知识及诊疗方法,将中西医的优势互补,开阔视野,充分发挥中医药学在疾病预防、治疗、康复中的独特优势,坚持中西医并重,推动中医药学在传承创新中高质量发展。

三、专业知识

各类休克的发生、发展具有共同规律。治疗休克的总原则和最终目标是恢复组织器官正常血流灌注,纠正氧供需失衡,改善细胞功能。

(一) 病因治疗

最根本措施是积极处理休克的病因。失血性休克应及时、有效地控制活动性出血;控制感染是感染性休克关键环节;原发性心脏病是心源性休克发生的主导因素,通过治疗可使这类休克得到缓解和治愈。

(二) 改善微循环

在补充血容量基础上,合理、适时地应用血管活性药物,改善微循环血管舒缩状态、纠正酸中毒,是有效提高组织灌流量的关键。

(三) 补充血容量

各种休克都存在有效循环血容量绝对或相对不足,正确补液原则是"需多少,补多少"。有条件时,应动态监测中心静脉压和肺动脉楔入压。一般原则是控制中心静脉压不超过 12 cmH$_2$O(1.2 kPa),尿量必须达到 30 ml 每小时以上。补充血容量的时候,要考虑参考血细胞比容的变化,纠正血液流变学的障碍,控制输血和输液的比例。

四、融入的人文思政元素

本案例以人们对休克的认识发展历史为切入点,引申至中医范畴对与休克相关病症的认识和诊治历史,以此帮助学生加深对中医药学历史的了解。中医药学文化是中华优秀传统文化的重要组成部分,也是中华民族通过数千年的医疗实践,不断积累,反复总结而逐渐形成的具有独特风格的传统医学科学。

融入:休克的防治原则。

(向　萌)

主要参考文献

[1] 肖海鹏,杨惠玲. 临床病理生理学[M]. 北京:人民卫生出版社,2009.

[2] 赵俊. 中华麻醉学[M]. 北京:科学出版社,2013.

[3] 赵春惠. 实用 SARS 学[M]. 北京:人民卫生出版社,2003.

[4] 张文武. 急诊内科手册[M]. 北京:人民卫生出版社,2021.

第十一章 凝血与抗凝血平衡紊乱

案例一 常见的"罕见病"——血友病

一、教学目标

(一) 教学目标

了解正常机体凝血、抗凝和纤溶系统之间的动态平衡,理解血友病(hemophilia)的病因和发病机制,进一步分析血友病是属于凝血因子数量减少或结构异常而导致机体的凝血功能障碍,产生出血倾向的一类 X 连锁隐性遗传性疾病。熟悉血友病的分型和常见临床表现以及综合防治措施。

(二) 思政目标

本案例以维多利亚女王携带血友病基因,引发血友病通过皇室联姻在欧洲皇室中蔓延的疾病医学史作为切入点,引出对血友病这种罕见病防治状况的介绍。通过对血友病防治历史的回顾,引导学生重点关注随着科技进步和医疗保障制度的完善,我国血友病关怀事业在医疗保障体系和社会慈善机构等共同努力下所取得的巨大进步,提升学生对我国医保体系进步的认可度,同时激发其参与我国血友病防治综合保障体系建设的责任感。

二、案例

2018 年 5 月,我国多部委联合发布了《第一批罕见病》目录,其中位列第 36 项的血友病也许并不是大家最熟知的罕见病,但在历史上却因为其"高贵"的欧洲"皇家血统"而曾声名远扬。19 世纪,在英国历史上缔造"维多利亚时代"的维多利亚女王,一生政绩辉煌,但她却是血友病基因携带者。女王养育九个儿女与欧洲各王室联姻,导致血友病几乎蔓延整个欧洲王族,所以血友病又有"皇家血友病"之称,成为当时笼罩在欧洲王室心头的巨大阴影。维多利亚女王曾经在给女儿的信中写道:"我无法想象在皇族出身的新鲜血液中掺杂有一些小小瑕疵的事实。正如你爸爸所说的,我们必须要有强盛的血统。"从信中看出,女王并不清楚让其忧心忡忡的"瑕疵"竟然来自她自身携带的血友病基因,这种出血性疾病最终引发多位欧洲皇室继承人患病和死亡的悲剧。皇室有完整而精确的家谱,我们可以从女王后代家谱中清楚地看到血友病在欧洲皇室中遗传路径和发病情况,这给医学遗传学家留下了珍贵资料,但到底是何种原因导致维多利亚女王携带了血友病基因,至今仍是历史之谜。

如今,血友病早已被明确是一种X染色体性连锁隐性遗传性疾病,是由凝血因子缺乏而导致凝血障碍的出血性疾病,典型特点是女性为血友病基因携带者,发病者罕见;男性患病,并且以婴幼儿时期开始发病为主。因为尚无根治性治疗措施,当前血友病的治疗只能靠替代治疗和对症性处理来维持患者的生命。19世纪40年代,临床上曾用鲜血直接输注的方法治疗血友病。标准的预防治疗开始于20世纪60年代的瑞典,通过规范的凝血因子输注,达到减少关节出血、预防关节病变的目的,规范的预防治疗甚至可以使患者像正常人一样,参加各种体育运动。英国自行车选手亚历克斯·多塞特幼儿时诊断患有重型血友病,在这种预防治疗方法的帮助下,他不仅没有残疾,还打破过骑行速度世界纪录,获得多次大赛冠军。

目前,针对血友病患者的有效治疗措施依然是输注凝血因子、新鲜血浆或采用冷沉淀治疗等替代手段。曾有一段时期,我国存在严重的凝血因子类药物短缺的现象,成为血友病诊疗工作中的长期痛点问题。按照发病率估算,我国的血友病人数预计已经超过10万,但由于凝血因子浓缩制剂供应不足、价格昂贵等因素阻碍了标准剂量预防治疗方案在我国的普遍应用。因此,与发达国家相比,我国血友病患骨关节病等并发症发生早、发生率较高,整体生存状况不容乐观。关节出血是血友病最严重的症状之一。如果关节反复出血,可能导致慢性滑膜炎,进而破坏软骨导致关节僵硬,最终形成关节功能障碍、畸形和残疾。曾有调查显示,多数血友病儿童为了避免出血而选择不运动,不上学,被迫脱离社会。这些血友病患者因此也被称作"玻璃人"。患儿家庭除了受到疾病、经济等负担以外,还要承受血制品供给不足以及继发病毒感染等风险。为了摸清我国血友病病例底数、病例分布状况、发展阶段及凝血因子类药物需求情况,2010年,在《卫生部办公厅关于建立血友病病例信息管理制度的通知》中规定,要求全国各级医疗机构对血友病病例逐一登记并上报,中国医学科学院血液病医院将作为国家血友病病例信息管理中心,负责收集汇总全国血友病患者信息和凝血因子类药物应用情况。并且要求,各省也需要指定1家医疗机构作为省级血友病病例信息管理中心。

血友病患者的预防性治疗具有重要意义:患者在未发生出血的情况下,定期接受足剂量凝血因子注射,预防出血。通过预防治疗可以把重型患者变成中型,甚至变成轻型患者,更理想的话能够使其回归正常人的生活。患者身体内凝血因子越接近正常水平,出血的频率就越少,就越能接近正常人的生活。如果患者仅仅接受按需治疗,即出血后再治疗,对患者的治疗效果和生活质量带来极大不良影响。国际上,对血友病患者的预防性治疗是希望达到"0 出血"。但根据国情,我国的治疗指南建议第一步是把患者的年出血次数控制在 3 次以下,未来的目标是通过预防治疗将出血次数降低到 0。2017 年,《国家基本医疗保险药品目录》调整了对基因重组因子Ⅷ的临床限制,这是中国血友病创新药物应用的突破性进展,这对加速推进血友病预防性治疗的普及、提升患者治疗效果具有重要意义,有望帮助我国血友病患者圆其正常生活梦。

推进血友病患者规范化预防性治疗的推广,一方面靠的是先进治疗技术和理念的普及,更重要的是离不开凝血因子药物的保障,尤其是更为安全高效的基因重组因子Ⅷ的供给。近年来,国内儿童血友病专家们在兼顾医疗和药品不足的条件下,率先开展发展中国家小剂量预防治疗血友病的系列探索和尝试。结果表明,在不多消耗凝血因子的情况下,患儿出血频率、活动参与水平以及关节功能均得到改善,由此总结出一套适用于发展中国家重型血友病患儿的个体化预防治疗体系,为血友病患儿和家庭开启新的希望。同时,从事血友病防治的医务群体不断努力,开展大量血友病基础教育,提高社会各界对血友病的认知,关注血友病儿童群体,推广和普及血友病预防治疗理念,呼吁血友病预防治疗的新药能尽快纳入医保目录。这些措施从各个层面加强了对血友病患儿的关爱,极大地改善我国血友病患者群体的生存状况。《"健康中国 2030"规划纲要》中已将特殊人群用药的保障提上了日程,并将完善罕见病用药保障政策。《国家基本医疗保险药品目录》已将甲型血友病的儿童患者、出血时的成人患者对基因重组因子Ⅷ的使用纳入了医保范围。随着基因重组凝血因子等治疗产品和方式的不断优化,尤其是近年来基因治疗的开展,临床上甚至看到了治愈血友病的可能性。但是,由于地区发展不平衡的情况持续存在,如何使血友病患儿人人享有安全有效的治疗,以及如何有效开展遗传咨询、产前诊断以及早期对患儿开展预防治疗仍是迫切需要解决的问题。

三、专业知识

(一) 与出血倾向有关的凝血因子异常

凝血因子数量减少或结构异常导致机体的凝血功能障碍,是机体产生出血倾向的常见一类原因。遗传性血浆凝血因子缺乏主要见于血友病(凝血因子 FⅧ、FⅨ、FⅪ缺乏)和血管性假性血友病(血管性假血友病因子)缺乏;获得性血浆凝血因子减少主要见于凝血因子生成障碍(维生素 K 缺乏或功能障碍)和凝血因子消耗增多(弥散性血管内凝血)。

(二) 血友病

血友病是一组因遗传性凝血活酶生成障碍引起的出血性疾病,包括血友病 A 和血友病 B,均属于 X 连锁隐性遗传性疾病。血友病 A(FⅧ因子缺乏症)是由于位于 X 染色体长臂末端(Xq28)的 FⅧ基因遗传突变出现缺陷时,体内不能合成足量的 FⅧ而引起的内源性凝血功能障碍。血友病 B(FⅨ因子缺乏症)是由于位于 X 染色体长臂末端(Xq26-q27)的 FⅨ基因遗传缺陷导致体内不能合成足量的 FⅨ而引起的内源性凝血功能障碍。我国血友病信息登记管理系统数据显示,血友病 A 患者占 80%～85%,血友病 B 患者占 80%～85%。

(三) 血友病的防治原则

血友病目前尚无根治方法,因此预防更为重要。其防治原则是以替代治疗为主的综合治疗补充缺失的凝血因子,这是防治血友病最重要的措施。主要制剂包括基因重组的纯化 FⅧ、FⅧ浓缩制剂、新鲜冷冻血浆、冷沉淀物以及凝血酶原复合物等。

四、融入的人文思政元素

(一) 医学科技发展给血友病的治疗带来生机

使医学生了解随着科技发展带来的治疗策略的革新,作为一种古老的先天性凝血因子缺乏的疾病——血友病已从威胁生命的疾病转变为一种终身罹患的疾病,有效的预防治疗可以使患儿像健康人一样生活。

融入:血友病是一种比较常见的"罕见病",属于 X 染色体隐性遗传性出血性疾病,目前尚没有根治手段。

(二) 我国医疗保障体系不断完善提高血友病患者的受益和获得感

通过我国几代儿科医学专家的努力,也得益于医学技术的迅猛发展,我国血友病患儿关怀事业也得到了社会各界的重视。在充分了解中国血友病防治的艰苦历程和快速发展现状之后,我们认识到血友病诊治水平的发展充分体现了医学、科技和社会发展的历程,医学生更应理解中国儿童血友病事业任重道远,唯有艰苦探索,大胆创新,走出一条适合我国发展中国家国情的防治儿童血友病之路,才能让更多的患儿和家庭受益,看到摆脱疾病束缚的明天。

融入:血友病患者预防出血较治疗出血更为重要。尤其是对于血友病儿童患者,如果能得到规范的基因重组 FⅧ尽早进行预防性治疗,完全能够保持正常的关节功能,在保证健康成长发育的基础上避免残疾。

案例二 从毒药到经典抗凝药——华法林的前世今生

一、教学目标

(一) 教学目标

理解凝血因子异常是引起机体出血倾向的重要机制。通过华法林(维生素 K-拮抗药)的介绍,掌握 FⅡ、FⅦ、FⅨ、FⅩ的生成需要维生素 K 参与,熟悉维生素 K-拮抗药口服吸收后参与体内代谢发挥抗凝作用。了解华法林是最为常用的口服抗凝药。

(二) 思政目标

本案例通过介绍经典抗凝药——华法林诞生的历程,引导学生思考历史上很多药物的发现看似充满了偶然因素,但是科学发展也会遵循一定的规律,偶然和意外只是它出现的形式之一。

二、案例

华法林是大家熟知的抗凝药物,长期以来在防治血栓性疾病(如心房纤颤和心脏瓣膜病所致血栓栓塞)以及接受心脏瓣膜修复手术的患者中作为临床基础性抗凝药物而广泛应用。很多人并不知道大名鼎鼎的华法林曾经有个名字叫作"灭鼠灵",也不清楚华法林从"鼠药"到医生手中"经典抗凝药"华丽转身的有趣故事。

20 世纪初的北美威斯康星州,那里农场主们发现了一种奇怪的现象:牛羊群吃新鲜的三叶草(苜蓿草)都相安无事,但是秋冬季食用堆积变质的三叶草时,很多牛羊就会因小伤口而引起出血不止、死亡,这似乎成为当地的一种流行疾病。此时正值经济大萧条,大批死去的牛羊给作为当地重要经济支柱的畜牧业带来重创。为了查明原因,农牧业的专家们仔细排查饲料,发现当气候潮湿时,牧草容易发霉变质。牛羊容易出血会不会是发霉牧草造成的?带着这样的疑问,加拿大兽医弗兰克·斯科菲尔德(Frank Schofield)把新鲜和发霉的牧草分别喂给兔子,结果正如他设想的,吃发霉牧草的兔子发生了异常出血,而吃新鲜牧草的兔子则安然无恙。这个结果有力地证实了斯科菲尔德的推断,腐烂变质的三叶草是引起牛羊出血的罪魁祸首。他在 1924 年发表论文,称之为"三叶草病"。

虽然找到牛羊出血的原因,但三叶草的什么成分有剧毒仍然是个谜团。1933 年,年轻的化学家卡尔·保罗·林克(Karl Paul Link)正在威斯康辛州立大学从事植物药学研究。当地农场主因为母牛食用三叶草出血不止而死亡的事情上门求助,他想请教授帮忙拯救他们的三叶草。林克很想帮助这一地区因牧草问题而一筹莫展的农场主们,他很快查阅到斯科菲尔德关于"三叶草病"的论文后,立刻建议农场主们不要用发霉的三叶草喂养牛羊。从此,三叶草走进了林克教授的生活,他带着博士生斯塔曼(Stahlman)等人一起,致力于从发霉的三叶草中提取能导致血液不凝固的神奇物质。1940 年,历经 7 年艰辛努力,林克终于从这些发霉的三叶草中分离出具有抗凝血作用的物质,确定了它的结构并能进行人工合成,命名为"双香豆素"。至此,人们揭开了三叶草剧毒的真相,原来,三叶草含有的香豆素使之具有香味,新鲜三叶草所含有的单香豆素成分并无毒性,而在腐烂变质过程中,霉菌会使单香豆素发生化学反应生成双香豆素。双香豆素分子结构与维生素 K 相似,它能够与维生素 K 竞争,干扰后者在肝脏合成凝血因子过程而发挥抗凝作用。因此,牛羊食用后会导致凝血功能异常而出血不止。此后,林克教授一直想把双香豆素化合物转化为产品而得到应用。直到 1945 年,他萌生了把双香豆素做成老鼠药的想法。因为当时广泛使用的鼠药是危险性极大的氰化物,而林克教授认为理想的鼠药应当是毒力强、药味香，又不伤害人和其他家畜的化合物，而且能缓慢起效，才能避免老鼠对其产生警惕反应。于是他把实验室自1940年以来合成的双香豆素化合物又经过三年的筛选改进，在1948年合成了符合要求的新型鼠药——华法林（Warfarin）。由于林克的研究基金由威斯康辛校友基金会（Wisconsin Alumni Research Foundation）资助，Warf就取自基金会首字母，而arin则取自香豆素（Coumarin）。之后的几年里，华法林在鼠药领域占据绝对地位，为人类的灭鼠事业发挥重要作用。值得一提的是，林克和他的研究团队把华法林专利权获得的大量资金无偿地投入到威斯康辛校友基金会以资助其他科研项目。林克教授不仅是卓越的植物化学家，同时也是一名卓越教育家，他培养了多个生命科研领域的领军人物，其中就有因发现了DNA双螺旋结构而成为诺贝尔奖获得者的摩尔博士。

人们开始重新审视华法林的价值据说源于一场意外的发生。1950年，一名失意的美国士兵吃下一瓶鼠药华法林企图自杀，所幸及时被发现，送去医院注射维生素K后，他居然完全康复了。这个意外事件证明华法林确实对人体毒性小，人们开始了将华法林开发成抗凝药物的研究。其实在这之前，双香豆素作为抗凝药物已经进入临床，由于可以口服，常被医生替代肝素用于需要长期抗凝的患者。而华法林比双香豆素药效更强大，其抗凝作用也一样能被维生素K所阻断，更重要的是，华法林比双香豆素更加安全。于是在1954年，美国食品药品监督管理局批准华法林作为抗凝药应用。然而从老鼠药华丽转身成抗凝药并非易事，不仅需要大量的临床试验，还需要解除大众心中的顾虑。恰好在1955年，时任美国总统的艾森豪威尔急性心肌梗死发作，服用华法林抗凝治疗后转危为安，这使得华法林名声大震，口服抗凝药的历史也从此翻开了崭新的篇章，进入了"华法林时代"。

华法林自从作为临床基础抗凝药物应用以来，人们也逐渐发现它的种种缺陷。例如其治疗窗窄，容易受到其他药物、食物干扰以及需要频繁抽血监测等。这就使得应用华法林治疗如同走钢丝，既要小心翼翼保持左右平衡，又要安全而有效，在追求最大抗凝效果的同时规避出血风险是临床追求的最佳境界。如今，随着研究的深入，新型口服抗凝药不断出现，这些新药共同的特点是抑制单一的凝血因子，并且受食物、药物影响小，个体差异小，无须常规监测。目前的一些临床试验已经初步证实了它们的有效性和安全性，国际指南目前也开始推荐这些新型口服抗凝药作为部分人群的一线抗凝药物。虽然华法林因其充足的循证医学证据、使用经验以及低廉的价格，在短时间内其地位还不能完全被取代，但我们依然有理由相信，在新型口服抗凝药捷报频传的今天，终有一天华法林会光荣地退出抗凝药的舞台。

三、专业知识

（一）与出血倾向有关的凝血因子异常

除了遗传性血浆凝血因子缺乏（例如血友病和血管性假性血友病）以外，获得性血浆凝血因子减少也是出血倾向的常见原因。维生素 K 缺乏导致凝血因子 Ⅱ、Ⅶ、Ⅸ、Ⅹ 减少而引起凝血功能降低。

(二) 华法林的作用原理

以华法林为代表的香豆素类抗凝药抑制维生素 K 在肝内代谢,阻止维生素 K 的反复利用,维生素 K 是 γ-羧化酶的辅酶,其代谢异常则导致影响凝血因子 Ⅱ、Ⅶ、Ⅸ、Ⅹ 的前体、抗凝血蛋白 C 和抗凝血蛋白 S 的谷氨酸残基的 γ-羧化作用,使上述因子停留在无凝血活性的前体阶段,进而影响凝血过程。

四、融入的人文思政元素

(一) 药物的发明史充满偶然性,但机会永远留给有准备的人

北美牧场的牛羊因食用发霉三叶草而出血不止;自杀者服用大量华法林却通过补充维生素 K 而被彻底治愈,这些看似偶然的现象促成经典抗凝药——华法林的横空出世,但这些药物发明史背后遵循的一个永恒规律却是科学家的科学训练和知识储备。

融入:三叶草含有的单香豆素在经过霉菌作用生成双香豆素。

(二) 大胆猜测、小心求证是科学家必备素养

是否是因为霉变的三叶草造成了牛羊的出血问题? 斯科菲尔德通过把新鲜和发霉的牧草分别喂给兔子,证实自己的推断,提出了"三叶草病"的概念。霉变的三叶草中到底是何种物质"有毒"? 这些"有毒"的物质如何能够造福人类? 林克教授就是在"知其然,更要知其所以然"的求知精神的驱动下,发明了华法林。而华法林由"鼠药"华丽转身为无数人"救命药"的故事同样也是一系列"大胆猜测、小心求证"的科学探索过程。

融入:维生素 K 拮抗药(如华法林)是通过抑制维生素 K 依赖的凝血因子的活化发挥抗凝作用。

案例三 让一类新药研制造福于民

一、教学目标

(一) 教学目标

机体凝血、抗凝和纤溶系统之间平衡紊乱主要产生两种情况:一种是出血倾向,另外一种是血栓形成倾向。血栓形成和血栓栓塞这两种病理过程所引起的疾病,临床上称为血栓性疾病。溶栓治疗是血栓性疾病的根本治疗措施,进一步理解常用溶栓药物的治疗机制。

(二) 思政目标

本案例以抗凝、防栓、治栓药物研制为切入点,引出生物技术新药研制领域的国家级有突出贡献专家——复旦大学分子医学教育部重点实验室主任宋后燕教授的案例,融入老一辈专家学者爱国敬业,用科技成果报效祖国人民的思政元素,引导学生以他们为榜样,发扬奋斗精神,不断创新进取。

二、案例

临床上,很多致病因素会引起机体凝血功能异常导致血栓形成性相关疾病,因此迫切需要抗凝、防治血栓的有效药物。曾任复旦大学分子医学教育部重点实验室主任的宋后燕教授就是一位潜心抗血栓性疾病生物技术新药研制的国家级有突出贡献专家。宋后燕教授是我国80年代的海归学者的优秀代表,她在美国留学期间刻苦钻研,学习基因工程技术,学成后毅然回到祖国和母校的怀抱,开创生物医学制药领域。宋后燕教授率先提议用基因工程技术开发重组链激酶新药,率领课题组团队成员,历经15年艰苦工作,克服无数困难,以自己独特的思路成功研制出我国第一个有自主知识产权的国家一类生物技术新药——注射用重组链激酶(r‐SK),用于急性心肌梗死的溶栓治疗,并实现产业化进入市场,成功挽救数以万计的急性心肌梗死患者的宝贵生命。这是一个了不起的发明!据报道,当时我国获国家一类新药证书的药只有3个,而基因工程链激酶排名首位。该药的问世使我国基因制药技术研究在国际上占有重要的一席之地,备受全球业界关注和青睐。重组链激酶申请了十余项国内国外发明专利;获得卫生部和上海市科技进步一等奖、国家科技进步二等奖……

在巨大的荣誉面前,宋后燕教授表现得淡然而平静,她说:"我不想出名,我也没想钱。我只想为学校、为国家作点贡献。"面对如此辉煌的成就,宋后燕教授没有停止探索的脚步,继续科技创新,研制新药造福于民。继重组链激酶之后,宋后燕教授领衔完成的另一种世界独一无二的用于治疗心脑血管血栓性疾病的国家一类生物技术新药——注射用基因工程双功能水蛭素,历经8年艰辛于2005年获准正式进入临床研究。该药的突出特点是通过蛋白质工程设计后,既保留其抗凝血活性,又增加了抗血小板聚集的活性。因此,达到同样效果所用剂量仅为野生型的1/3至1/2。在治疗心绞痛、深静脉血栓等疾病中具有广阔应用前景。数十年来潜心奋斗在研发生物技术新药第一线的宋后燕教授曾在多个场合表示:"我们非常重视创新,我们不做仿制研究,我们要致力于一类新药的研制!"在她的带领下,"注射用重组葡激酶""注射用重组双功能葡激酶"等一类创新性药物都取得了良好的临床疗效。

潜心新药创制的同时,宋后燕教授身体力行,在建设和发展医学分子遗传学/分子医学等交叉学科中作出重要贡献。她以身作则,严谨治学,数十年如一日地努力学习先进理论和技术,对分子医学领域的新进展、新技术一直保持着巨大的兴趣超前学习和研究,为推动生物技术药物研制、发育遗传学以及疾病功能基因组的研究作出了突出贡献。她重视培养创新人才,要求学生爱国敬业,为国家和人民作出看得见、摸得着、临床上确实能防病治病的真贡献,为分子医学领域培养了大批优秀人才。

三、专业知识

(一)血栓性疾病

血栓形成是指在一定条件下,血液有形成分在血管内形成栓子,造成血管部分或者完全堵塞、相应部位血供或血液回流障碍的病理过程。按照血栓成分不同可分为血小板血栓、红细胞血栓、纤维蛋白血栓及混合性血栓等;按照血栓形成部位可分为动脉血栓、静脉血栓及微血管血栓。血栓栓塞是指血栓从形成部位脱落,随血液流动的过程中部分或全部堵塞某些血管,引起相应组织、器官缺血、缺氧、坏死以及淤血水肿的病理过程。临床上,这两种病理过程引起的疾病都称为血栓性疾病。

(二)血栓性疾病的发病机制

血栓形成的发病机制迄今尚未完全阐明。血管内皮细胞因各种因素受损时,因其抗凝和促凝机制是引起血栓性疾病的常见因素;血液成分的改变,包括血小板数量、活性增加,凝血因子异常,抗凝系统功能下降,纤溶活性降低等机制都参与血栓性疾病的发生发展。

(三)纤维蛋白溶解药

纤维蛋白溶解药(fibrinolytics)可使纤维蛋白溶酶原(plasminogen)转变为纤维蛋白溶酶(plasmin,又称纤溶酶)。纤溶酶通过降解纤维蛋白和纤维蛋白原促进血栓溶解。链激酶(streptokinase,SK)是由C族β-溶血性链球菌培养液中提取的蛋白质。重组链激酶(recombinant streptokinase,r-SK)由基因工程技术制成。重组链激酶与内源性纤溶酶原先结合成复合物,然后把纤溶酶原激活成纤溶酶。纤溶酶催化血栓主要基质纤维蛋白水解,从而使血栓溶解,血管再通。临床上,主要用于血栓栓塞性疾病。

四、融入的人文思政元素

(一)汲取上海医学院优秀专家学者的榜样力量

利用上海医学院前辈教师中优秀代表人物为楷模,以宋后燕教授数十年来潜心奋斗在研发心血管病生物技术新药的事迹为载体,凝练出老一辈专家学者爱国敬业、忘我工作、无私奉献、不断创新的奋斗精神,以鲜活的人物形象激励新时代医学生,以前辈为楷模,不论是从事临床医学工作,还是从事基础科学研究,都应该时刻勤勉学习、勇于创新,用学到的专业知识做出原创性的科研成果和产品,用实实在在的成果、技术报效祖国,造福人民。

融入:重组链激酶在急性心肌梗死等血栓性疾病患者中应用,大大提高了血栓性疾病早期的治疗效果。

(二) 创新是科研发展的永恒动力

在新药研制的道路上，宋后燕教授带领的团队不断创新，"注射用基因工程双功能水蛭素""注射用重组葡激酶""注射用重组双功能葡激酶"等一类创新性药物相继取得良好临床疗效，为血栓性疾病患者的治疗带来福音。

融入：血栓溶解药物包括不同类型，如链激酶、尿激酶、葡激酶及组织型纤溶酶原激活物等。

案例四 │ 成功抢救羊水栓塞产妇背后的故事

一、教学目标

(一) 教学目标

在掌握弥散性血管内凝血（DIC）的概念的基础上，理解 DIC 的原因和发生机制。以羊水栓塞诱发 DIC 为例，学会分析具体疾病主要通过何种途径引起 DIC，并且熟悉 DIC 的防治措施。

(二) 思政目标

通过回顾上海市第一妇婴保健院成功抢救产妇羊水栓塞并发 DIC 病例的事迹，引导学生树立救死扶伤的职业道德，思考构建和谐医患关系的重要作用。

二、案例

妊娠期女性血液中凝血酶、凝血因子和纤维蛋白原含量逐渐增加，而抗凝系统功能减弱，分娩前生理性高凝状态达到高峰。妊娠期妇女在生理性高凝状态基础上，如并发羊水栓塞、胎盘早剥、感染及产后失血性休克等严重情况，极易诱发 DIC。其中，羊水栓塞因起病急、变化快、易发生严重休克、多器官功能衰竭，死亡率高，成为严重危及母婴生命的罕见产科并发症。据统计，约 50% 的羊水栓塞产妇发生 DIC。主要发生机制包括羊水中组织因子及磷脂酰丝氨酸引起凝血系统激活及补体活化，羊水还可直接激活因子等因素。患者可快速出现心肺衰竭、休克，并且伴有以子宫出血为主的全身出血症状。

2018 年 8 月 16 日，一名产妇因"孕 38＋1 周，规律宫缩"入院，孕期检查及既往史均无异常。在病房待产过程中突发羊水栓塞。患者一度心脏骤停，病情万分危急。医院紧急启动危重孕产妇抢救流程，产科医生、护士、麻醉医生、新生儿医生等迅速到场，在病房实施紧急床旁剖宫产术。胎儿娩出后，儿科医生床旁即刻复苏抢救，并迅速联系转院至上海市儿童医院进行进一步抢救。孕妇随即出现继发大出血等症状。上海市第一妇婴保健院迅速调动一切可利用的资源对产妇进行紧张有序抢救,产妇紧急转入手术室后,切除子宫,控制 DIC。根据后续新闻报道,整个抢救过程中,40 多个医务人员接力救护,上海仁济医院、东方医院、上海市第九人民医院纷纷派出 ICU 专家、儿科医学专家共同参与,上海市血液中心、浦东血液中心积极调配血液,保证临床供应。患者家属在抢救过程中充分理解和配合。经过 10 多个小时的奋力抢救,在输血 53 袋后,终于将产妇从"鬼门关"拉回。新闻媒体随即报道了这一羊水栓塞患者成功抢救的事迹,众多网友纷纷留言:为孕妇、孩子和这个家庭高兴,也为医院和医护人员点赞,称其"整个救治过程是满满的正能量"。也有事发时在医院就诊的患者留言说:"看见医护们跑上跑下焦急万分,原来是在抢救患者,伟大的医生护士!"还有医生微博里写道:"没有比这更幸福、更让人感动的事,这是医生的职业荣誉感,自豪感!"原上海市第一妇婴保健院院长段涛教授在接受采访时还特别提到了抢救过程中家属的理解和配合,他认为这一点非常重要,如果家属有任何的迟疑或者不配合,这些抢救措施就无法快速有效地实施。

三、专业知识

(一) DIC 的常见病因

DIC 的常见病因以感染性疾病最为多见,其次是肿瘤性疾病以及妇产科疾病、创伤及手术。

(二) DIC 的发生机制

组织损伤或组织细胞大量破坏引起大量组织因子释放,激活外源性凝血系统,启动凝血过程,是 DIC 发生常见的机制。缺氧、酸中毒、抗原-抗体复合物、严重感染及内毒素等因素损伤血管内皮细胞,造成凝血、抗凝调控失调也是 DIC 发生的重要机制。血细胞大量破坏,启动凝血,血小板被激活促进 DIC 发生。外源性促凝物质进入血液,激活凝血酶或者加强凝血因子活性,促进 DIC 的发生(图 11-1)。

(三) DIC 的防治基础

积极治疗基础病是防治 DIC 的根本措施;采取扩充血容量、解除血管痉挛等措施疏通微循环,在防治 DIC 的发生、发展中具有重要作用;建立新的凝血、抗凝和纤溶间的动态平衡对抢救急危重症 DIC 患者至关重要。高凝期可使用足量肝素,但急性 DIC 的高凝期往往非常短暂,使用肝素的窗口期很短,消耗性低凝期和继发性纤溶亢进期,输入血小板,以及新鲜冰冻血浆和冷沉淀等补充凝血因子是重要的措施。

四、融入的人文思政元素

(一)"生命至上"的崇高理念以及救死扶伤的职业精神

该案例以产科羊水栓塞是 DIC 常见诱发因素的专业知识点引出上海市第一妇婴保

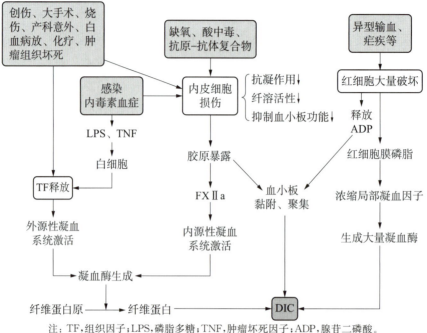

图 11-1 DIC 发生的基本机制

健院成功抢救产妇羊水栓塞并发 DIC 病例的事迹,通过提炼媒体新闻对该案例的报道以及网友的"点赞留言",再现当时多名医护专家、多个学科团队、多个医疗管理机构共同参与、通力合作对产妇实施全力抢救的感人情境。在此过程中,"生命至上"的崇高理念得以诠释,救死扶伤的神圣职业精神得以彰显,医务人员的职业荣誉感和价值感得以体现。

融入:妇产科疾病中的羊水栓塞引起的急性 DIC 是一种十分凶险的产科并发症,死亡率高达 80% 以上。

(二) 构建和谐医患关系是临床救治患者的重要保障

通过段涛教授在接受采访时特别提到的家属理解和配合,以此引导医学生理解构建和谐医患关系在救治患者过程中的重要性和必要性。

融入:目前,临床无法通过产前检查等方式预防羊水栓塞,其发生发展迅速,需要医生快速判断,果断采取大量输血,纠正凝血功能障碍,维持血液正常循环,甚至子宫切除等综合措施进行抢救。

(王新红)

主要参考文献

[1] 李晓静,陈振萍,吴润晖.《中国儿童血友病专家指导意见(2017 年)》解读[J].中国

实用儿科杂志,2017,32:11-15.

[2] 王建枝,钱睿哲.病理生理学[M].9版.北京:人民卫生出版社,2018.

[3] 王天有,吴润晖.迈进儿童血友病关怀新时代[J].中国实用儿科杂志,2017,32:18-22.

[4] 杨宝峰,陈建国.药理学[M].9版.北京:人民卫生出版社,2018.

[5] 杨金伟.血友病患者"生命礼物"的背后[N].健康报,2017-04-19:002.

[6] 张桂英.数十年潜心研制新药,造福于民—记著名生物技术专家宋后燕教授[J].科学中国人,2005,4:1-2.

[7] 赵茵.产科弥散性血管内凝血[J].临床血液学杂志,2018,31(1):10-13.

第十二章 心功能不全

案例一 我国风湿性心脏病防治进展与《开普敦宣言》

一、教学目标

（一）教学目标

掌握心功能不全的概念，了解心功能不全的主要病因主要包括心肌收缩性降低、心室负荷过重和心室舒张及充盈受限。其中，心室负荷过重包括前负荷过重和后负荷过重。通过对风湿性心脏病（rheumatic heart disease，RHD）引起心脏瓣膜病的学习，学会分析二尖瓣狭窄、二尖瓣关闭不全、主动脉瓣狭窄及主动脉瓣关闭不全造成的血流动力学异常的原理，进而引起心脏负荷过重以及心室充盈受限的机制，从而理解因风湿性心瓣膜病而引起的心功能不全的发生发展过程，引导学生通过具体疾病（风湿性心瓣膜病）加深对心功能不全的常见病因、发病机制的理解。

（二）思政目标

以心功能不全的常见发病原因——风湿性心脏病为切入点，引出我国在防治风湿性心脏病方面取得的进展及《开普敦宣言》，帮助学生了解我国近30多年来，随着社会经济的发展，疾病谱已经发生明显改变，医疗卫生战线抗风湿病取得的系列成效使曾是引起心功能不全第一位原因的风湿性心脏病的发病率大幅降低，促使学生思考我国改革开放以来医疗卫生事业的巨大进步与国家、社会整体经济发展取得的显著成就之间的内在联系，意识到社会经济全面发展、国家实力整体提升是医疗卫生领域快速发展的根本助推力，有助于强化医学生的"四个自信"。同时，引导学生扩宽国际视野，培养国际人道主义精神。

二、案例

风湿性心脏病（简称风心病）是风湿热重度发作或反复活动后引起的并发症，主要表现为心脏瓣膜损害，导致瓣膜狭窄和（或）关闭不全，因而引起慢性进展性血流动力学改变甚至心力衰竭。20世纪80年代以前，风湿性心脏病曾在我国人群心血管疾病致病因素中占重要地位，也是引起儿童和青少年心血管疾病死亡的主要原因。研究表明，潮湿寒冷的环境、拥挤的住所、营养不良以及医疗条件差可以增加链球菌繁殖和传播，成为诱发风湿性心脏病的重要诱发因素。

改革开放以来，随着经济的迅速发展，我国人民生活水平和医疗保健服务水平全面提高，我国青少年风湿热的发病率逐年下降，成人初发风湿热更为少见，因风湿性心脏病引起心力衰竭入院的病例也呈现明显下降趋势。流行病学调查结果显示，抗生素的有效应用，人民生活水平和医疗水平的大幅提高，才能有效预防风湿热，才能从根本上控制风湿性心脏病发病。这些被医学界广泛认可的措施不仅在我国风湿性心脏病的防治历程中发挥重要作用，同时也为广大发展中国家风湿性心脏病的预防工作提供了可借鉴的经验。

风湿性心脏病的发生与地域气候和经济发展水平等因素密切相关。欧美等发达国家该病几乎消失，而在某些经济欠发达地区和国家，风湿性心脏病在心血管疾病中仍占很大比例。例如，在非洲地区，风湿性心脏病仍然逞凶肆虐，试图通过改善经济落后地区人们的居住环境、营养状况等问题进而预防风湿性心脏病的工作受社会经济等因素的制约进展缓慢。这就意味着在疾病未根除阶段，心脏瓣膜重建与瓣膜置换手术仍然是治疗症状性风湿性心脏病最有效的方式。然而，因为心脏专外科医生和医疗机构的严重短缺以及昂贵的治疗费用等问题，这种挽救生命、提高患者生存率的治疗手段在经济落后地区很难获得。

2017年12月，全世界心脏外科、流行病学以及医学管理的专家在南非开普敦召开大会，纪念世界第1例心脏移植50周年。来自全球的专家借此机会商榷发布了《开普敦宣言》。联合声明指出：风湿性心脏病每年影响3 300万人，造成32万人死亡；在美国每12万人即拥有1个心脏医学中心，而在非洲地区每3 300万人只有1个心脏医学中心。如此严重的局面不仅存在于非洲，在东、南亚及中东地区也依然存在。人道主义救援虽然挽救了很多患者的生命，但是因为成本效益比较低而缺乏可持续发展动力。因此，在相关地区通过强化区域性诊疗能力，就成为目前解决风湿性心脏病这个严峻公共健康问题的最佳途径。《开普敦宣言》目的非常明确，希望能够推动非洲及其他经济欠发达地区心脏外科手术的开展，挽救经济落后地区风湿性心脏病患者的生命健康。《开普敦宣言》代表了第一个真正意义上的全球风湿性心脏病倡议，旨在呼吁敦促国际心脏外科组织机构、工业体系、政府监管机构及慈善基因会等相关领域共同努力，致力于建立一套有效的战略措施。通过促进开展外科手术的方式，解决发展中国家因风湿性心脏病所带来的问题。

心脏病专家普遍认为，经济、科技、医学的飞速发展以及人民生活、居住条件的改善，使我国风湿性心脏病的发病率逐年降低。中国医生在风湿性心脏病的防治方面积累了丰富的经验。针对这种情况,《开普敦宣言》中呼吁成立国际工作组,强调在中等发达国家成立培训中心,目的就是让富有经验的医生帮助非洲和其他经济落后地区培训医生,解决他们的技术短缺。这实际上在一定程度上对我国这样有风湿性心脏病防治经验的国家寄予了厚望。虽然我国仍是发展中国家,但风湿性心脏病防治领域已经有长足进步,心脏瓣膜置换手术已达国际先进水平。在《开普敦宣言》起草发布过程中,北京协和医学院、国家心血管病中心的心外科专家也参与其中。宣言发表后,《胸外科年鉴》和其他多种学术期刊上都进行了转载和宣传,用实际行动向世界传递了中国心脏病领域专家学者们愿意用经验和技术扭转全球风湿性心脏病发展趋势的信心和决心。

三、专业知识

(一) 心功能不全的概念

心功能不全(cardiac insufficiency)是指各种原因引起心脏结构和功能的改变,使心室泵血量和(或)充盈功能低下,以至不能满足组织代谢需要的病理生理过程。在临床上表现为呼吸困难、水肿及静脉压升高等静脉淤血和心输出量减少的综合征,也称为心力衰竭。

(二) 心功能不全的常见病因

心功能不全的主要病因为心肌收缩性降低、心室负荷过重和心室舒张及充盈受限(图 12-1)。随着人类疾病谱的改变,引起心功能不全的主要病因也发生明显变化。

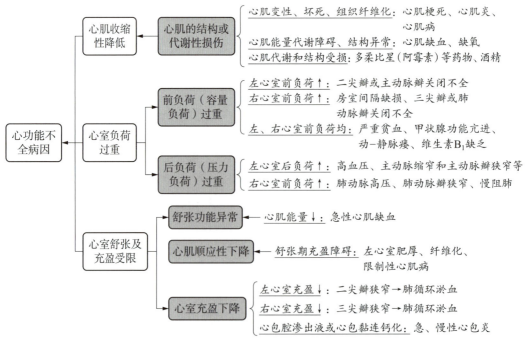

图 12-1 心功能不全常见病因

(三) 风心病引起的心脏变化以及血流动力学改变

风湿病(rheumatism)是 A 组 β 型溶血性链球菌感染引起的一种变态反应性疾病,病变常累及心脏、关节和血管等器官组织,以心脏病变最为严重。风心病可以表现为风湿性心内膜炎、风湿性心肌炎和风湿性心外膜炎。其中,风湿性心内膜炎的病变最常表现为二尖瓣受累,其次是二尖瓣和主动脉瓣同时发生病变。其引起的常见病理改变为二尖瓣狭窄、二尖瓣关闭不全、主动脉瓣狭窄和主动脉瓣关闭不全。

1. 二尖瓣狭窄 由于二尖瓣狭窄口狭窄,舒张期从左心房流入左心室的血流受阻,早期左心房代偿性扩张肥大,伴有心尖区舒张期隆隆样杂音。后期左心房代偿失调,血液淤滞,引起肺淤血、水肿或漏出性出血等肺循环淤血综合征,临床上出现左心衰症状。持续肺静脉压升高通过神经反射引起肺动脉压升高,可导致右心室代偿性肥大、扩张,继发三尖瓣相对关闭不全,最终引起体循环淤血症状群、全心衰竭的临床表现。

2. 二尖瓣关闭不全 左心收缩期,左心室部分血液反流到左心房,产生心尖区收缩期吹风样杂音,左心房血容量较正常增多,引起左心房代偿性肥大,继而左心室因容量负荷增加而代偿性肥大。左心失代偿以后依次引起肺循环淤血、肺动脉高压、右心肥大进而右心衰竭和体循环淤血。

3. 主动脉瓣狭窄 左心室血液排出受阻,左心室发生代偿性向心性肥大,后期左心代偿失调出现左心衰竭,进而引起肺淤血、右心衰竭和体循环淤血。听诊主动脉瓣区闻及粗糙、喷射性收缩杂音。

4. 主动脉瓣关闭不全 在舒张期主动脉部分血液反流至左心,左心室血容量增加发生代偿性肥大,相继发生左心衰竭、肺淤血、肺动脉高压,进而引起右心肥大和体循环淤血。主动脉瓣区听诊可闻及舒张期吹风样杂音。

四、融入的人文思政元素

(一) 我国风湿性心脏病防治取得长足进步

本案例从引起心功能不全的一个常见病因——风湿性心脏病入手,介绍我国改革开放以来风湿性心脏病防治取得的长足进步,以此引导学生体会改革开放以后,人民生活水平显著提高以及经济快速发展带动医疗卫生服务水平的快速提升对我国风湿性心脏病防治的重要作用,引发学生对社会经济发展与疾病谱变迁之间的关系思考,从而深刻理解人民健康事业离不开社会经济发展,人民健康作为推动经济社会发展的基础条件,也是民族昌盛和国家富强的重要标志。

融入:A 组 β 型溶血性链球菌感染引起的风湿病常累及心脏,其发生与潮湿、寒冷等恶劣生存环境有密切关系,也与卫生条件不足,营养不良等引起的机体免疫系统功能异常有关。改善生存环境、抗生素的有效应用以及风湿性心脏瓣膜病的早期介入治疗都是防治风心病的重要手段和措施。

(二) 欠发达国家、地区的风心病防控不乐观,中国医疗经验和技术正在携手服务世界

《开普敦宣言》的重要意义在于开启了医学发达国家和不发达国家之间的对话,明确提出了非洲大陆心脏病学界的迫切需要,以及医学发达国家所能提供的帮助,借此引导医学生树立国际视野,了解世界范围内某些欠发达地区风湿性心脏病的防治仍然是一个长期任务。培养学生从医学健康的角度树立"人类命运共同体"的理念,加深理解利用我国医学发展过程中积累的经验和技术去帮助那些饱受疾病折磨的患者是我们义不容辞的责任,也是我国迅速发展的医药卫生事业服务于世界卫生事业,最终造福人类的一个重要契机。

融入:各个国家、地区经济发展的不平衡是各地疾病谱存在明显差异的重要原因。在发达国家,目前,冠心病成为引起心功能不全的第一位病因。在20世纪80年代前,风心病曾是我国引起心功能不全的第一位原因,而近30多年来,冠心病和高血压已成为我国人群中引起心功能不全的主要病因。但值得关注的是,风心病在世界欠发达国家地区依然高发,严重威胁当地人民生命健康。

案例二 | 高强度运动与心血管不良事件的防范

一、教学目标

(一) 教学目标

了解正常机体心脏输出量可以随着机体代谢需要的升高而增加,主要是通过神经-体液调节机制对心率、心室前、后负荷和心肌收缩性的调控实现的,并且明确在神经-体液机制的调控下,机体对心功能降低的代偿反应可以分为心脏本身的代偿和心外代偿两部分。其中,心脏本身的代偿主要是心率增快、心脏紧张源性扩张、心肌收缩性增强和心室重塑。其中,心率加快、心脏紧张源性扩张和心肌收缩性增强属于快速被动员起来的功能与代谢性代偿;而心室重塑是心室在前负荷和后负荷长期增加时,通过改变心室的结构、代谢和功能而发生的慢性综合性适应性反应。

(二) 思政目标

本案例以马拉松赛事中出现猝死事件作为切入点,结合运动引起心脏的代偿适应性变化和"运动员心脏"之间的关系,分析引起运动性猝死的可能原因以及常见诱发因素,引发思考过度运动引起的不利影响,从而树立理性科学运动健身理念。

二、案例

众所周知,规律适量的体育运动对人体各种生理结构及功能表现都可产生有益影响。跑步作为耐力性运动的代表,可以显著提升心肺功能,所以早已成为大家喜闻乐见的体育运动项目之一。近几年来,国内马拉松赛事日渐红火,频频出现知名赛事"一票难求"的现象。国际经验表明,人均国民经济收入(GDP)超过5000美元时。马拉松运动将会成为全民运动。我国从2011年人均GDP已经超过5000美元,据统计当年马拉松赛事有22场。而近几年来,各地区举办的赛事则呈井喷之势,2018年,举办相关赛事1581场,约是2011年的72倍。这些数据俨然说明马拉松这种极限项目已经成为国人追求健康生活的时尚方式。然而,马拉松赛场上频频出现的猝死事件也不时地刺激着人们的神经,在2019年10月20日这同一天时间内,国内就发生了两起马拉松选手心脏骤停猝死事件。对此,人们在痛惜的同时往往感到困惑,何为运动性猝死?运动性猝死与哪些因素有关?哪些人是运动性猝死的高发人群?我们该如何防范运动引发的心血管不良事件?

临床医学认为,运动中或运动后24小时内的意外死亡可以界定为运动性猝死。往往是由于高强度运动作为触发因素,使有潜在疾病者发生呼吸心跳骤停而导致突然死亡。统计分析显示,运动性猝死的首要元凶为心源性猝死(约占80%)。大运动量训练和比赛是把双刃剑,往往会引起运动员的心血管产生某些特异性变化。1899年,Henschen第一次提出"运动员心脏"的概念,认为竞技性运动员长期、大运动量耐力训练会导致运动员心脏发生适应性改变,如心脏的4个腔扩大、室壁厚度增加等,约有20%的竞技性运动员左心房内径增大(>40 mm),44%的运动员左室舒张末期内径超过正常上限,室壁厚度也随之发生适应性改变。这些改变与肥厚性心肌病、扩张性心肌病难以区分,甚至有人称其为"运动性心肌病"。虽然,停止运动一段时间以后,这些适应性变化可能消失,但一定程度心脏扩大、肥厚和心率缓慢等运动员心脏的职业性表现,使其心电图50%以上不在正常范围内,成为运动员的健康隐患和运动性心源性猝死的重要诱因。

根据统计,马拉松赛事中猝死的人往往是那些跑过马拉松比赛的选手,这说明不管是运动员还是普通人,面临的风险几乎是一样的。毋庸置疑,马拉松作为一种极限运动是具有一定风险的。因此,如何进行运动习惯、心血管风险评估,高危人群的心肺功能检查以及建立完善的马拉松猝死风险防范体系则显得尤为重要。另外,在人群中进行科学运动健身理念的教育普及也势在必行。人们对于极限运动,如马拉松这种高负荷、高强度、长距离高风险运动,需要有基本的认知和了解以及风险防范意识。挑战极限的运动精神值得敬佩,但运动量与健康之间实际上是U型曲线关系,运动锻炼应量力而为,当超过自身的承受范围,锻炼也就失去了保护作用,随之而来的则是我们不想看到的风险和伤害。

对于运动性猝死,虽然现在医疗技术还无法做出准确的预判,为了筛查出诱发心血管事件的可能致病因素应该进行哪些医学检查也仍然存在争议,但对个体而言,依然可以在多方面采取措施降低不良心血管事件的风险。例如,国内外很多研究发现发生猝死的个体在死亡前几个月内往往会呈现一种高负荷的工作状态,忽略身体发出的一些警示信号,而此时如果突然参加剧烈运动,会使心源性猝死概率增加十几倍。因此,每个个体都需要重视身体发出的求救信号,这是降低运动性猝死的前提条件。并且,有高血压、冠心病、心律失常等心血管疾病的人群为了避免不良事件发生,特别需要进行运动前充分评估心肺能力,选择适合的运动方式。除此以外,剧烈极限运动的综合保障体系建设,从场地建设、保护措施设计和操作、资质监督管理、医疗救援及相关法律法规的制定完善等各个环节都需要科学性、专业性的配套保障。只有多方携手,才能降低运动风险,推动极限运动在健康轨道上良性发展、走得更远。

三、专业知识

(一) 正常心脏的储备功能

健康的心脏具有强大的储备能力与代偿功能。激烈体育运动或重体力劳动时心脏输出量可由静止时每分钟 3 500 ml 增加到 24 000 ml,以满足机体代谢和负荷变化的需要。

(二) 心功能不全时心脏的代偿反应

心脏本身的代偿形式包括心率增快、心脏紧张源性扩张、心肌收缩性增强和心室重塑。其中,心率加快是最容易被快速动员起来的一种代偿反应。

(三) 心室重塑

损伤的心脏不但会发生功能与代谢适应的快速代偿,而且有慢性的综合性适应性反应,即心室重塑,包括即心肌肥大、心肌表型改变以及非心肌细胞及细胞外基质的变化。

1. 心肌细胞重塑　包括心肌细胞肥大和心肌细胞表型的改变。

(1) 心肌肥大是指心肌细胞体积增大,直径增宽,长度增加,心室质(重)量增加,心室壁增厚,也称为心室肥厚。向心性肥大(concentric hypertrophy)是长期过度后负荷引起心肌肌节呈并联性增生,心肌细胞增粗,心室壁显著增厚而心腔容积正常甚或减小,使室壁厚度与心腔半径之比增大。离心性肥大常因为长期过度前负荷作用下使心肌肌节呈串联性增生,心肌细胞增长,心腔容积增大;而心腔增大又使收缩期室壁应力增大,刺激肌节并联性增生,使室壁有所增厚,心腔容积显著增大与室壁轻度增厚并存,室壁厚度与心腔半径之比基本保持正常。

(2) 心肌细胞表型改变:机械信号和化学信号使成年心肌细胞中处于静止状态的胎儿期基因被激活,或者使某些功能基因的表达发生同工型蛋白之间的转换,引起心肌所合成的蛋白质的种类变化所引起的心肌细胞代谢、功能变化,进而改变心肌的舒缩能力。

2. 非心肌细胞及细胞外基质的变化　促使心肌肥大的因素可促进非心肌细胞活化或增殖,通过对胶原合成与降解的调控,使胶原网络结构的生物化学组成(如Ⅰ型与Ⅲ型胶原的比值)和空间结构都发生改变,引起心肌间质的增生与重塑。

四、融入的人文思政元素

(一) 马拉松等极限运动快速发展有其深层次经济、社会心理因素

我国社会经济快速发展,人民生活水平不断提高,这为人们参与马拉松等极限运动提供了物质基础;快节奏、丰富多彩的现代生活同时提高了人们的感觉阈值,促使人们在生活中不断探索未知、挑战极限。党的十九大报告中将新时代的主要矛盾总结为"人民日益增长的美好生活需要与不平衡不充分的发展之间的矛盾"。如火如荼的全民马拉松运动从侧面说明对健康生活的追求正是人民群众美好生活需求的重要组成部分。

融入:正常心脏有巨大的储备潜能。规律体育锻炼(如跑步)会使静息心率下降,最大心率提升,心脏的储备功能有效增加。

(二) 极限运动引发的心血管不良事件不容忽视

极限运动升温衍生问题需要运动爱好者引起重视,其背后的安全风险更不容忽视。因此,医学生自身不仅需要培养科学健身、理性运动、风险防范的意识和理念,更需要身体力行,在推广科学运动与健康的科普教育中承担医学生的社会责任。极限运动风险防范体系建设亟待加强,不断满足人民群众美好生活需求也势在必行。

融入:运动员如果患有如冠心病、肥厚性心肌病、遗传性心律失常等基础性疾病,在长期过度训练比赛中,在运动性"交感风暴"作用下,强烈应激触发致命性心律失常而引起心源性猝死的概率会明显增加。

案例三 | 洋地黄抗心力衰竭简史

一、教学目标

(一) 教学目标

了解心力衰竭因发生机制不同而分为不同类型,其中按心肌收缩与舒张功能障碍分为收缩性心力衰竭和舒张性心力衰竭。收缩性心力衰竭的特点是心肌收缩力下降或心室后负荷过重而致泵血量减少而引起的心力衰竭,表现为左室射血分数减少,常见于冠心病和心肌病等。因此,对于收缩性心力衰竭且心腔扩大明显、心率过快的患者,可选择性应用正性肌力药物,如洋地黄类药物(地高辛)。

(二) 思政目标

通过介绍常用抗心衰药物——洋地黄的发展史,引导学生理解科学创造和发明的出发点是"好奇心和求知欲",而严谨的科学训练和丰富的知识储备是推动科学发展的原动力。洋地黄在200多年医药史中的兴衰荣辱,见证了现代医药学不断完善和发展的过

程,在原有理论基础上不断去伪求真、求实、求知的科学精神,是坚持真理,探索真理的永恒旋律。

二、案例

洋地黄是一种玄参科二年生或多年生草本植物,原产于欧洲中部和南部山区,在中国的本草中未见有明确记载,但目前我国多地已有大量栽培。洋地黄类药物地高辛(digoxin)堪称是治疗心力衰竭历史最悠久的药物,至今已有200多年历史了。它的发现和应用历史必须追溯到一位叫威廉·威瑟林(William Withering)的英国医生。威瑟林受父亲和舅舅的影响,从苏格兰的爱丁堡医学院毕业后,成为一名乡村医生。据史料记载,他接诊的第一个患者是一个热爱花草的姑娘,擅长给各种植物画插图,两人一见钟情,迅速坠入爱河的威瑟林为了投爱人所好,到各地为姑娘采集大量植物和花卉。在这个过程中,自己加深了对植物的认识和系统研究。这看似偶然的经历,却改变了威瑟林的人生,并且也成为推动心血管领域发展的关键历程。

1775年,当时已经小有名气的威瑟林把所有英国能找到的植物编辑出版了《大不列颠自然生长的植物分类全集》一书。同年,威瑟林医生在一次外出行医的旅途中,遇到一名双下肢严重水肿的妇女,夜间睡眠不能平卧,当时他认为该妇女已无药可医,非常遗憾地离开了。但几周后,他听说那位妇女已康复,这令威瑟林医生大为诧异,立即对她康复的原因进行了调查研究。原来这名妇女服用了杭顿夫人可以有效治疗水肿(实际即为因心力衰竭而引起的水肿)的家庭秘方。他对此产生了浓厚的兴趣,精通植物学的威瑟林医生很快发现,秘方含有20多种药物,但真正有效的成分只有一种叫做digitalis的植物,也就是传说中的洋地黄。在妻子的全力支持下,威瑟林对洋地黄进行了长达9年的研究。他将洋地黄的花、叶、蕊等不同成分分别制成不同制剂,比较疗效,结果发现,洋地黄开花前采得叶子研磨成的粉剂效果最为显著,并且还确定了用药的最适用剂量。威瑟林医生共治疗了163名病人,积累了大量经验。1785年,他将研究成果撰写发表了传世名篇《论洋地黄》。从此,洋地黄类药物逐渐在欧洲被广泛应用,威瑟林医生也因此跻身于世界名医之列。虽然威瑟林医生对洋地黄的药理作用并不清楚,但从《论洋地黄》的研究中所汲取的经验教训至今对当代药理学和流行病学研究仍有重要的借鉴意义:①如果不能以特定一致的方法从毛地黄中制备出洋地黄,临床疗效也不一样;②不同的患者对洋地黄的反应不一样;③在无法获取生物标记物(比如,洋地黄浓度)的情况下,可通过临床观察了解洋地黄的剂量-反应特征;④洋地黄有很多不良反应,这也是临床毒理学研究的开端。

尽管威瑟林在著作中已经提到使用洋地黄可能出现的不良反应,但由于洋地黄直接从植物中取材,杂质多、剂量很难准确掌握,仍有患者因使用剂量过大而死亡,这严重影响了洋地黄的推广应用。1874年,德国著名药物学家奥斯瓦尔德·施秘迪勃格(Oswald

Schmiedebrg)从洋地黄中提纯了有效强心成分,现代临床上称之为强心苷。这使得洋地黄类药物一度成为治疗心力衰竭的黄金用药。1930 年,Burroughs Wellcome 制药的研究人员又成功分离出几种强心甾苷,其中就有地高辛。在人体内,洋地黄毒苷能够提高心肌钙的含量,增强心肌细胞,减缓心律和提高心脏收缩的力量和速度。Burroughs Wellcome 的后继公司葛兰素史克生产的地高辛的商品名是 LANOXIN,又叫DIGITEK。几十年来,地高辛被广泛应用于充血性心力衰竭以及心房性心律不齐的患者,在很长一段时期内是临床治疗心力衰竭的一线首选药物之一。

洋地黄在心衰合并房颤治疗中的使用价值得到了公认,但在心衰合并窦性心律、左室舒张功能障碍为主的心衰及右心衰竭中,洋地黄的治疗作用一直存在争议。一项由 302 个中心参与的地高辛研究表明,地高辛不仅可用于心衰伴窦性心律者,也可用于舒张功能不全者。心衰治疗中使用洋地黄的意义在于改善症状,提高生活质量,但尚无提高生存率和改善预后的有力证据。2002 年,一组耶鲁大学的研究数据也认为地高辛可以降低心脏病患者住院治疗的比例,但并没有降低患者的死亡率。另外,洋地黄类药物治疗剂量安全范围窄,治疗量与中毒量非常接近,药物个体差异也较大,若服用不当,患者易发生中毒反应等问题也一直被人们所诟病。美国在 2008 年、2009 年接连两年发生了两起地高辛药品召回事件,起因是葛兰素史克公司发现部分批次药品成分含量不准确。

时至今日,现代医学迅猛发展,洋地黄的地位和作用今非昔比,β 阻滞剂和血管紧张转换酶抑制剂(ACEI)的发展和应用,使心衰的治疗观念发生根本性转变。但地高辛作为传统的正性肌力药物,虽然其正性肌力虽弱,对生存率无明显改善,但却能显著减轻轻中度心衰患者临床症状,改善生活质量,提高运动耐量,是正性肌力药中唯一能保持左室射血分数持续增加的药物。地高辛是唯一经过安慰剂对照临床试验评估的洋地黄制剂,也是唯一被美国食品与药品监督委员会(FDA)确认能有效治疗慢性心衰的正性肌力药,目前仍有广泛的临床应用价值。

三、专业知识

(一) 心肌收缩力降低是造成心脏泵血功能减退的主要原因

各种病因引起的心肌收缩相关蛋白改变,心肌能量代谢障碍以及心肌兴奋-收缩耦联障碍,都会导致心肌收缩功能降低。大多数患者以收缩性心力衰竭为主,心肌收缩力减弱,心输出量减少,射血分数显著降低,组织器官灌流不足。收缩性心力衰竭对正性肌力药物反应良好。

(二) 地高辛是一类具有强心作用的苷类化合物

对于收缩性心力衰竭且心腔扩大明显、心率过快的患者,可选择性应用洋地黄类药物(地高辛)。洋地黄制剂发挥正性肌力作用主要是通过抑制细胞膜 Na^+、K^+-ATP 酶,使细胞内 Na^+ 浓度升高,促进 Na^+-Ca^{2+} 交换,提高细胞内 Ca^{2+} 浓度。

(三) 不同原因机制引起的心力衰竭,需选用不同类型的抗心力衰竭药物

不同原因所致的心力衰竭因机制不同,地高辛的疗效也有明显差异,对心房纤颤伴心室率快的心力衰竭效果最佳。研究表明,应用地高辛虽可改善心力衰竭患者的临床症状,但不能降低患者的病死率,应与利尿剂、ACEI和β肾上腺素受体阻滞剂联合应用。

四、融入的人文思政元素

(一)"观察""好奇心和求知欲"是科学创造和发明的出发点和原动力,也是优秀科学家的基本素养

洋地黄类药物治疗心力衰竭的医学发现,看似来自于一个医生的偶然经历。威瑟林医生能够捕捉到洋地黄的治疗价值,并不仅仅是因为他的医学背景,更重要的是得益于他对植物学的精通,并且能够从家庭秘方治疗水肿这个现象入手,穷其近10年的精力,从零开始,刻苦钻研,系统研究了洋地黄的提取方法和药性,他敏于观察,对客观现象保持好奇心和旺盛的求知欲,才能对偶然发现家庭秘方治疗水肿的现象锲而不舍、系统研究,因而在洋地黄的药物应用方面取得历史性的突破,也为心力衰竭患者的治疗敞开一扇前有未有的大门。1799年,威瑟林医生去世以后,他的墓碑上刻着一朵洋地黄花,这也是人们对这位伟大医药学家所作出卓越贡献的最好纪念。

融入:地高辛是一类临床常用的强心苷类正性肌力药物。

(二) 创新和发展是现代医药学的永恒旋律

医学发展至今,现代医学研究使抗心力衰竭药物几经发展更新,β阻滞剂和ACEI等抗心力衰竭药物已成为心衰治疗的主力军,作为心力衰竭治疗的元老级药物,洋地黄类药已逐渐走下神坛,研究人员对它的药效和毒性作用进行重新评价。20世纪90年代末进行的大样本随机对照双盲临床地高辛试验,明确了地高辛是洋地黄类药物中唯一一种长期治疗心衰并且不增加患者病死率的药物。这说明,在现代医药学严谨科学的体系中,即使历史再悠久、曾经备受推崇的药物,也要接受科学的重新评价,药物在疾病治疗中到底是有效还是无效,是有益还是有害,这些原则问题来不得半点含糊。

融入:强心苷治疗安全剂量范围较小,一般治疗量已接近中毒剂量的60%,已发生不同程度的毒性反应。强心苷对肺源性心脏病、活动性心肌炎或严重心肌损伤者疗效较差,并且容易发生中毒反应。对扩张性心肌病、心肌肥厚、舒张性心力衰竭者应首选β阻滞剂、ACEI等抗心力衰竭药物。

(王新红)

主要参考文献

[1] 郭继鸿. 运动员心脏综合征与运动员猝死[J]. 实用心电学杂志,2019,28:10.

［2］吕万刚,曾珍. 基于 WSR 的我国马拉松猝死风险防范模式及机制研究［J］. 体育学研究,2020,34：1-8.
［3］沈尔安. 洋地黄与爱情的故事［J］. 医药世界,2001,4：44.
［4］王建枝,钱睿哲. 病理生理学［M］. 9 版. 北京：人民卫生出版社,2018.
［5］王巍. 帮助救治落后地区风湿性心脏病患者：中国心脏外科人义不容辞的责任-开普敦宣言评述［J］. 中国循环杂志,2018,33：835.
［6］杨宝峰,陈建国. 药理学［M］. 9 版. 北京：人民卫生出版社,2018.

第十三章 肺功能不全

案例一 | 慢性阻塞性肺疾病与《健康中国行动（2019—2030 年）》

一、教学目标

（一）教学目标

在系统学习呼吸衰竭常见病因和发病机制的基础上，加深对慢性阻塞性肺疾病（COPD，简称慢阻肺）病因和发病机制的理解，了解慢阻肺的共同特征是管径小于 2 mm 小气道阻塞和阻力升高，并且掌握慢阻肺是引起慢性呼吸衰竭（chronic respiratory failure）的最常见的原因，其主要发生机制包括阻塞性通气障碍、限制性通气障碍导致的肺泡通气功能明显降低以及弥散功能障碍、肺泡通气与血流比例失调等重要因素。引导学生以某种具体疾病类型（慢阻肺）入手，培养其分析疾病病因、发病机制以及防治措施之间内在联系的综合能力，为学好后期临床医学相关专业课程和临床实践奠定坚实基础。

（二）思政目标

以慢阻肺的发病机制作为教学重点内容和切入点，引出"世界慢阻肺日"。以《健康中国行动（2019—2030 年）》《"健康中国 2030"规划纲要》中有关"慢性呼吸系统疾病防治行动"为依据，通过解读重要的国家政策法规，引导学生了解我国政府对慢性病防控的重视和决心，培养学生关注时政要点，并且将自身责任与使命与国家方针政策相融合，有益于提高医学生"政治素养"以及服务国家、服务社会、服务人群的责任感和使命感，为实现健康中国的目标树立远大理想。

二、案例

新中国成立特别是改革开放以来，我国健康领域改革发展成就显著，人民健康水平不断提高。但同时，我国也面临着工业化、城镇化、人口老龄化以及疾病谱、生态环境及生活方式不断变化等带来的新挑战,慢性疾病的防控不容乐观。据 WHO 估计,至 2020 年,慢阻肺可能上升为世界第三大致死疾病。经多国呼吸病专家的积极倡议,自 2002 年起,在每年 11 月第三周的周三举行世界慢性阻塞性肺疾病日纪念活动,目的在于提高公众对慢阻肺作为全球性健康问题的了解和重视程度。

2018 年 4 月,"中国成人肺部健康研究"负责人、中国医学科学院(北京协和医学院)院(校)长、国家呼吸临床研究中心主任王辰院士团队在国际权威医学期刊《柳叶刀》发表大规模人群研究"中国成人肺部健康研究"的研究成果,首次明确我国慢阻肺患者人数约 1 亿。据统计,我国 40 岁以上人群慢阻肺患病率十年间增长 67%,慢阻肺已经与"心脑血管病""恶性肿瘤""糖尿病与代谢性疾病"等疾病一起,被世界卫生组织列为全球"四大慢病"之一,给社会和家庭造成沉重疾病负担。并且,这项研究结果充分表明我国慢阻肺流行状况的严峻性。公共卫生系统中对慢性呼吸系统疾病的防控体系与能力建设方面还存在不足,在公众认识、卫生政策、医保政策及科学普及等方面也明显落后于高血压、糖尿病等慢性病的防治成效,成为"四大慢病"防控的突出短板,亟需政府、卫生界及公众大力提高对慢阻肺防控的重视,尽早采取综合性防控策略以降低慢阻肺对人群健康的影响。

"一人健康是立身之本,人民健康是立国之基"的理念促进政府把人民健康放在优先发展的战略地位。2016 年,我国政府发布的《"健康中国 2030"规划纲要》,首次提出"健康国家"长远目标。以提高人民健康水平为核心,突出强调:一是预防为主、关口前移,推行健康生活方式,减少疾病发生,促进资源下沉,实现可负担、可持续的发展;二是调整优化健康服务体系,强化早诊断、早治疗、早康复,在强基层基础上,促进健康产业发展,更好地满足群众健康需求;三是将"共建共享全民健康"作为战略主题,坚持政府主导,动员全社会参与,推动社会共建共享,人人自主自律,实现全民健康。以专家学者加强对疾病科普宣讲为例,强调医疗卫生从业人员的责任和服务社会意识的重要性。2019 年,为进一步推进健康中国建设规划,我国政府又出台《健康中国行动(2019—2030 年)》。这一中长期行动聚焦当前主要健康问题和影响因素,围绕疾病预防和健康促进两大核心,提出将开展 15 个重大专项行动,促进以治病为中心向以人民健康为中心的转变,努力使群众不生病、少生病。其中,第十三项专项行动详细制定了"慢性呼吸系统疾病防治行动",主要针对慢阻肺、哮喘的主要预防措施和膳食、运动等方面,给出指导建议,明确制订了行动目标(图 13-1)。同时,行动纲要还针对个人、社会和政府不同层面应采取的具体防控举措提出了具体建议。

在健康中国行动的指引下,各级政府以及医疗卫生工作者都要 增强责任感和紧迫感,医疗卫生工作者更是担负着向患者和公众宣传减少慢阻肺风险因素的重要职责。研究表明,吸烟是慢阻肺最重要的风险因素,吸氧量越大,时间越长,慢阻肺的风险就越高。慢阻肺全球倡议指出:戒烟是所有吸烟慢阻肺患者的关键干预手段。我国的慢阻肺诊治指南也提到:迄今能证明有效延缓肺功能进行性下降的措施仅有戒烟。并且,超过

健康中国行动（2019—2030年）

每个人是自己健康的第一责任人。世界卫生组织研究发现，个人行为与生活方式因素对健康的影响占到60%。本行动旨在帮助每个人学习、了解、掌握有关预防疾病、早期发现、紧急救援、及时就医、合理用药等维护健康的知识与技能，增强自我主动健康意识，不断提高健康管理能力。

合理膳食是健康的基础。研究结果显示，饮食风险因素导致的疾病负担占到15.9%，已成为影响人群健康的主要危险因素。本行动旨在对一般人群、超重和肥胖人群、贫血与消瘦等营养不良人群、孕妇和婴幼儿等特定人群，分别给出膳食指导建议，并提出政府和社会应采取的主要举措。

（十三）慢性呼吸系统疾病防治行动。

慢性呼吸系统疾病是以慢性阻塞性肺疾病（以下简称慢阻肺）、哮喘等为代表的一系列疾病。我国40岁及以上人群慢阻肺患病率为13.6%，总患病人数近1亿。慢阻肺具有高患病率、高致残率、高病死率和高疾病负担的特点，患病周期长、反复急性加重、有多种合并症，严重影响中老年患者的预后和生活质量。我国哮喘患者超过3000万人，因病程长、反复发作，导致误工误学，影响儿童生长发育和患者生活质量。慢阻肺最重要的危险因素是吸烟、室内外空气污染物以及职业性粉尘和化学物质的吸入。哮喘的主要危险因素包括遗传性易感因素、环境过敏原的暴露、空气污染、病毒感染等。通过积极控制相关危险因素，可以有效预防慢性呼吸系统疾病的发生发展，显著提高患者预后和生活质量。

行动目标：

到2022年和2030年，70岁及以下人群慢性呼吸系统疾病死亡率下降到9/10万及以下和8.1/10万及以下；40岁及以上居民慢阻肺知晓率分别达到15%及以上和30%及以上。40岁及以上人群或慢性呼吸系统疾病高危人群每年检查肺功能1次。

——个人：

1.关注疾病早期发现。呼吸困难、慢性咳嗽和（或）咳痰是慢阻肺最常见的症状，40岁及以上人群，长期吸烟、职业粉尘

图 13－1　健康中国行动（2019—2030年）：慢性呼吸系统疾病防治行动

90%的轻、中度慢阻肺患者并没有明显的咳嗽、咳痰和喘息等症状。因此，国务院《“十三五”卫生与健康规划》以及《中国防治慢性病中长期规划》都明确提出：“将肺功能检查纳入常规体检，特别是吸烟人群或者有其他危险因素暴露的高危人群，定期检查肺功能则更加重要”。慢阻肺患者中绝大部分早期因症状不明显而未主动就医，直到出现呼吸困难、气促等明显症状才去就医。此时，患者肺功能往往受损明显，错过最佳治疗时期。因此，慢阻肺疾病的诊疗观念也亟需改变，临床医生和疾控专家联手，协同推进科普宣传和教育的相关工作，对于慢阻肺的早干预、早治疗，及时挽救患者肺功能具有重大意义。

三、专业知识

（一）常见呼吸系统疾病导致呼吸功能衰竭的机制

呼吸衰竭的发病机制中，单纯通气不足、弥散障碍，肺内分流增加以及死腔增加的情况较少见，往往是几个因素同时存在或相继发生作用。

（二）慢阻肺的概念

慢性阻塞性肺疾病是指慢性支气管炎和肺气肿引起的慢性气道阻塞，简称“慢阻肺”。

（三）慢阻肺引起慢性呼吸衰竭的主要机制

慢阻肺引起呼吸衰竭的机制往往是多种因素存在的，其主要机制包括：①阻塞性通

气功能障碍。长期慢性炎症反应引起支气管炎细胞浸润、充血、水肿,黏液腺及杯状细胞增殖以及肉芽组织增生等因素造成支气管壁肿胀;气道高反应性、支气管痉挛;黏液分泌多、纤毛细胞损伤引起的支气管腔堵塞;小气道阻塞、肺泡弹性回缩力降低引起的气道等压点上移。②限制性通气功能障碍。Ⅱ型肺泡上皮细胞受损及表面活性物质消耗过多引起的肺泡表面活性物质减少,肺的顺应性降低;营养不良、缺氧、酸中毒、呼吸肌疲劳引起的呼吸肌衰竭。③弥散功能障碍。肺泡壁损伤引起的肺泡弥散面积减少和肺泡膜炎性增厚。④肺泡通气与血流比例失调。气道阻塞不均引起的部分肺泡通气不足;肺小动脉微血栓形成引起的部分肺泡血流不足。慢阻肺患者主要表现为呼气性呼吸困难,可以发生Ⅰ型呼吸衰竭(低氧血症型呼吸衰竭);但肺部病变广泛的患者引起肺总通气量减少,常引起Ⅱ型呼吸衰竭(高碳酸血症型呼吸衰竭)(图13-2)。

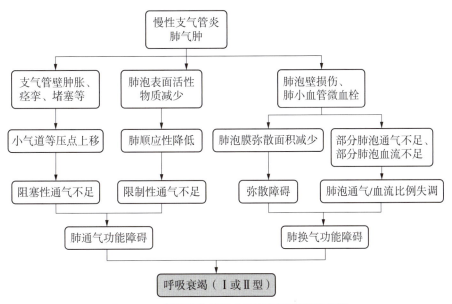

图13-2 慢性阻塞性肺病引起呼吸衰竭的机制

四、融入的人文思政元素

(一)"实施健康中国战略"的重要意义

以慢阻肺这一严重影响人们健康的慢性病的机制为切入点,引入到《健康中国行动(2019—2030年)》《"十三五"卫生与健康规划》《中国防治慢性病中长期规划》等我国医疗卫生发展政策方针的制订和内容解读中,使学生对"人民健康是立国之基"政府工作理念产生认同感和自豪感,深刻理解"实施健康中国战略"对国家民族的健康事业具有重要意义。

融入:慢阻肺是引起慢性呼吸衰竭的常见原因,我国40岁以上人群慢阻肺患病率呈快速增长趋势,至 2020 年,慢阻肺可能上升为世界第三大致死疾病,但公众对其危害的认识和预防措施普遍缺乏。

(二) 医学研究推动国家政策出台,促进健康中国建设

王辰院士领衔的"中国成人肺部健康研究"项目组在《柳叶刀》发表的研究成果为我国政府制定健康中国行动中有关慢阻肺防治方略和卫生政策提供了重要的科学依据。通过这一事例的介绍,使学生理解医学科学研究的价值和意义不仅在于对于疾病机制的阐明和疾病防控措施的研发,还在于对国家、政府制定医疗卫生策略和方针起到了重要的推进作用。因此,能够激发医学生充分认识到医学科研工作者的责任和使命。

融入:慢阻肺患者绝大部分早期因症状不明显,主动就医意愿不强;患者往往在后期出现呼吸困难、气促等典型症状才会就医。因此,慢阻肺疾病的诊疗观念教育和改善也是该病防控的重要措施。

案例二 "没有硝烟的战争"

一、教学目标

(一) 教学目标

系统介绍急性呼吸窘迫综合征(acute respiratory distress syndrome,ARDS)的常见病因、发病机制、临床表现,重点掌握急性呼吸衰竭的发病机制,并以此加深对呼吸衰竭发生机制的全面理解和知识点的融会贯通。熟悉急性呼吸衰竭的概念、原因,并进一步了解防治措施。

(二) 思政目标

以生物因素是引起急性肺损伤的常见原因为切入点,引出肺部冠状病毒感染引起的"新型冠状病毒肺炎"以及"非典"(严重急性呼吸综合征)等急性呼吸系统传染性疾病的典型案例,通过抗击"新冠肺炎"、抗击"非典"等事件的简单回顾,结合复旦大学上海医学院在抗疫中涌现出的大量医务工作者的英雄事迹的缩影,歌颂医务人员在国家安全、人民健康面前,舍身忘己的崇高医德。加深学生们对医护人员在国家社会医学发展过程中所作出贡献的荣誉感;引导学生以英雄为榜样,树立热爱国家、热爱医疗事业,坚持真理、造福社会的崇高职业价值观;同时引导学生体会我国政府在抗击疫情中依托制度管理优势,迅速取得令世人瞩目的抗疫成果,激发学生体会伟大的民族精神以及制度优势是一个社会战胜灾难重要保障,最终达到提高学生"爱国情操""职业素养""家国情怀""奉献精神"等思政育人目标。

二、案例

引起急性肺损伤的原因很多,肺部冠状病毒感染是其中重要的生物性致病因素。冠状病毒是个大家族,因在电子显微镜下外膜上有很多形状类似日冕的棘突,形似王冠而得名。冠状病毒属于单链 RNA 病毒,目前已知可感染人类的冠状病毒共有 7 种。从 21 世纪产生的三次让人闻之色变的冠状病毒事件中,人们可以深刻感受到冠状病毒对人类的影响。2003 年春天,传染性非典型肺炎在亚洲部分地区流行,该病后来被命名为严重急性呼吸综合征,简称 SARS,是一种因感染 SARS 相关冠状病毒(SARS-CoV)而导致的急性呼吸系统疾病;2012 年出现的中东呼吸综合征冠状病毒(MERS-CoV),感染后引发中东呼吸综合征(MERS);2020 年,新型冠状病毒肺炎的暴发流行则可称为 21 世纪迄今为止最严重的全球性公共卫生危机,国际病毒分类委员会将新型冠状病毒(2019-nCoV)的命名为严重急性呼吸综合征冠状病毒 2(SARS-CoV-2)。世界卫生组织宣布,由这一病毒导致的疾病的正式名称为新型冠状病毒肺炎(COVID-19)。以上三个让人如雷贯耳的"冠状病毒三兄弟"均属于 β 冠状病毒属,都有很强的传染性。尤其是新冠肺炎病毒,其平均传播系数接近 3。患者在未出现症状时就具有传染性,给防疫工作带来极大挑战。感染与传播能力极强的 SARS-CoV-2,数月内在世界各地爆发流行,已深刻影响全球 200 多个国家及地区,给全球卫生健康系统和经济发展带来严重冲击。

进入 20 世纪以来,无论是 2003 年的 SARS 流行,还是 2020 年的"新冠肺炎"暴发流行,这些突如其来的重大疫情就是"没有硝烟的战争",是当前和今后一段时间内摆在全国人民面前的一项重大而艰巨的任务。在这些全国范围乃至世界范围内的战胜疾病、保护人类健康的"战争"中,我国政府领导全国人民,万众一心,众志成城,抗击疫情,经过艰苦卓绝、惊心动魄的努力,交出了靓丽的答卷。中国人民抗击疫情取得的系列成效无疑是依靠集体的力量,依靠我们国家集中力量办大事的政治体制优势。同时,在这场没有硝烟的战争中,在人民的生命安危面前,我们的医护人员涌现出很多将个人安危置之度外,同病魔奋力搏击的英雄事迹,这些瘟疫面前最美丽的逆行者是新时代最可爱的人,值得我们永远铭记。

2003 年,抗击 SARS 的战争中,中国人记住了钟南山院士,他当年一句话"我们不冲上去,谁上去?",更像是一名战士在枪林弹雨的战场上冲锋陷阵,至今振聋发聩;一向奉行"人们需要的,一定要做成"的闻玉梅院士,年近 7 旬亲临一线,排查病原体;还有用生命践行南丁格尔名言的广东省中医院二沙分院急诊科护士长叶欣,更有众多在灾难危险面前逆向而行的广大无名的医护工作者。17 年后,2020 年初,没有硝烟的战争伴随着春节假期再次打响,钟南山院士又一次站在抗击新冠疫情的最前沿,殚精竭虑,勇于直言。在武汉疫情最吃紧的时刻,全国医务人员,从年逾古稀的院士专家,到"90 后""00 后"的年轻医护人员,面对疫情义无反顾、白衣执甲,逆行出征。国务院新闻办公室发布的《抗击新冠肺炎疫情的中国行动》白皮书指出(图13-3),54万名湖北省和武汉市医务人员冲锋在前,4万多名军地医务人员第一时间驰援湖北省和武汉市,数百万名医务人员战斗在全国抗疫一线。在与病毒直面战斗中,白衣战士承受难以想象的身体和心理压力,以对人民的赤诚和对生命的敬佑,用血肉之躯构筑起阻击病毒的钢铁长城,挽救了一个又一个垂危生命,展现出高尚的救死扶伤的职业情操,为病毒肆虐的漫漫黑夜带来了光明,为世界各地的人们应对并最终战胜这一异常挑战带来了希望。中国医务人员的医者仁心和大爱无疆,永远铭刻在中华民族历史上,永远铭刻在中国人民心中。

笔者所在的复旦大学上海医学院的白衣天使和师生员工正是全国白衣战士和抗疫群众的缩影:从1月23日到2月19日,秉承"为人群服务"上医精神和"正谊明道"上医院训的医护人员响应号召,迅速集结。据统计,复旦大学各附属医院、中山医院、厦门医院共计511名医护人员先后驰援武汉,在武汉金银潭医院、第三医院、武昌方舱医院、同济医院光谷院区和雷神山等多个病区,拯救了数千个鲜活的生命。2家附属医院成为上海定点救治医院,13家附属医院设立发热门诊,筑起抗疫坚强防线;20余支科研攻坚团队,启动50余项应急性和原创性攻关项目,争分夺秒、科技报国,各学科专家学者建言献策、咨政启民;耄耋之年的闻玉梅院士迅速面向大众科普相关知识,参加各类宣传、专访十余场,撰写病毒防控文章,利用杂志平台积极为防疫的科学传播作贡献,向公众传递抗疫必胜信心。本是大家并不熟知的张文宏医生,在本次疫情中凭借实事求是的精神、提倡"党员先上"的态度以及诸多"抗疫金句",迅速成为全国人民信赖的"硬核医生"和抗疫战线领军人物。

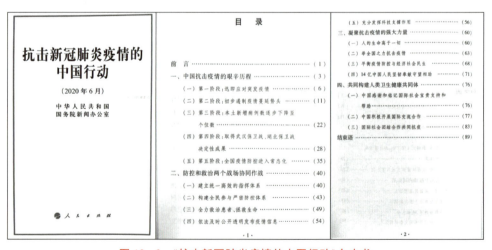

图13-3 《抗击新冠肺炎疫情的中国行动》白皮书

三、专业知识

(一) 急性呼吸窘迫综合征的概念

急性呼吸窘迫综合征(ARDS)是由急性肺损伤(acute lung injury, ALI)引起的一种急性呼吸衰竭。

(二) 急性肺损伤引起 ARDS 的发生机制

1. **肺泡膜损伤**　致病因子可直接作用于肺泡膜,进而引起肺损伤;有的则主要通过激活白细胞、巨噬细胞和血小板间接地引起肺损伤。急性肺损伤引起呼吸衰竭的机制是由于肺泡-毛细血管膜的损伤及炎症介质的作用使肺泡上皮和毛细血管内皮通透性增高,引起渗透性肺水肿,致肺弥散性功能障碍。

2. **表面活性物质减少**　肺泡Ⅱ型上皮细胞损伤使表面活性物质生成减少或者过度通气消耗表面活性物质,使肺泡表面张力增高,肺的顺应性降低,形成肺不张。

3. **通气/血流比例失调**　肺不张、肺水肿以及炎症介质引起的支气管痉挛均可引起肺泡通气量降低,导致肺内功能性分流增加;肺内 DIC 及炎症介质引起的肺血管收缩,可导致死腔样通气增加。肺弥散功能障碍、肺内功能性分流和死腔样通气均使 PaO_2 降低,导致Ⅰ型呼吸衰竭。在上述机制中,肺泡通气血流比例失调是 ARDS 患者呼吸衰竭的主要发病机制。ARDS 患者通常发生Ⅰ型呼吸衰竭;极端严重患者,由于肺部病变广泛,肺总通气量减少,引起 $PaCO_2$ 升高,从而导致 ARDS 患者从Ⅰ型呼吸衰竭加重为Ⅱ型呼吸衰竭。

四、融入的人文思政元素

(一) 团结奋战的伟大民族精神,集中力量办大事的体制优势

"苟利国家生死以,岂因祸福避趋之"。抗击"新冠"疫情使中华民族又一次彰显出伟大的民族精神,这种伟大的民族精神是我们国家在任何灾难面前,众志成城、万众一心、战胜灾难的力量源泉。广大医务工作者不仅在面对危重患者时忘却自身的安危,在排查病原体方面,同样表现了临危不惧,舍生忘死的高尚医德。因为有了无数白衣天使们的顽强抗战,病毒蔓延得以控制,众多患者得以康复。更重要的是,在这些严重的公共卫生事件中,我国各级政府在中央统一领导部署下,调动优势资源,凸显集体力量,快速调动社会资源形成上下联动的庞大而有序的抗疫网络,这是我国迅速取得抗疫总体胜利的重要制度保障。

融入：冠状病毒家族的分类、特点及 21 世纪以来发生的重大冠状病毒传播引起的严重公共卫生事件。

(二) 以抗疫英雄为榜样,培养医学生树立神圣医学事业的荣誉感和崇高的职业价值观

钟南山等一大批专家学者、医护人员成为一种符号,代表着一切热爱国家、热爱医学事业,坚持真理、造福社会的知识分子,他们是真正的家国栋梁,是永远值得我们学习的楷模。医学是神圣的,在抗击"非典"以及抗击"新冠"疫情的战争中,无数的白衣战士不辱使命,深刻践行了救死扶伤、护佑生命的医者初心,让"救死扶伤"的医学誓言在新时代熠熠生辉,成为中华民族精神、时代精神的生动诠释。青年学子选择医学可能是出于偶然因素,但在没有硝烟的战争中,堪称家国栋梁的白衣战士给医学生树立了鲜活的榜样。当每一位选择医学的青年学子深刻体会伟大的民族精神是一个国家战胜灾难精神力量的同时,引导学生以英雄为榜样,树立热爱国家、热爱医疗事业、坚持真理、造福社会的崇高职业价值观;激发医学生用一生的忠诚和热情去对待医学事业,并为"祖国医药卫生事业的发展和人类身心健康奋斗终生"的信心和决心

融入:ARDS 引起急性呼吸衰竭的发生原因、机制、临床表现及主要防治措施。

案例三 | "一呼一吸人间世,一撇一捺世间人"

一、教学目标

(一) 教学目标

呼吸衰竭防治的病理生理基础包括:①防治、去除呼吸衰竭的原因;②氧疗提高 PaO_2;③增加肺泡通气量降 $PaCO_2$ 等措施。对于各种终末期肺病引起的呼吸衰竭,肺移植术是根本且唯一有效的治疗方法。

(二) 思政目标

以肺移植术是治疗多种终末期肺病引起呼吸衰竭的唯一治疗手段为切入点,引出我国肺移植第一人——陈靖瑜医生的案例,引导学生了解我国肺移植发展现状,学习前辈牢记医者初心,在医学道路上知难而进、刻苦钻研的精神;同时,激励学生不仅要牢记"救死扶伤"的职业责任,也要有主动参与社会公益事业,解决社会问题、推动社会进步的使命意识。

二、案例

呼吸功能不全是严重的病理过程,肺移植作为治疗慢性呼吸衰竭的根本且唯一有效的临床手段,越来越受到重视。国内颇具影响力的医疗纪录片《人间世》第二季第三集——《呼吸》的主人公是我国著名的肺移植专家、南京医科大学附属无锡人民医院副院

长兼胸外科主任、无锡市肺移植中心主任、中日友好医院肺移植科主任——陈静瑜医生，他为我国肺移植事业作出了重大贡献。他是我国首例肺移植治疗慢性阻塞性肺气肿呼吸衰竭的开创者，完成亚洲首例非体外循环下序贯式双肺移植、开展全国首例单肺移植结合对侧肺减容治疗肺气肿、率先研究攻关供受体不匹配肺移植、应用体外膜肺氧合技术进行肺移植围手术期心肺支持等技术难题。

在填补中国40年肺移植空白的艰难道路上，陈静瑜医生堪称"中国肺移植第一人"。肺移植在各类器官移植中对技术的要求最高。1978年以前，中国的肺移植史一片空白；1963年，美国诞生世界首例肺移植；1978年，北京结核病研究所施行单肺移植，在当时，患者术后都有严重的排异、感染甚至死亡。1978年到1995年间，我国仅完成了20例，手术成功率不足10%，这些极低的生存率数据使肺移植成为我国医学界一个让人望而却步的"硬骨头"。在目睹很多呼吸衰竭患者因为没有成熟肺移植技术而不幸离世后，陈静瑜医生深感痛心不已，他下定决心一定要把肺移植技术学成、做好。2001年，他只身赴加拿大多伦多总医院肺移植中心，学习肺移植基础技术及临床应用。2002年回国后，迅速组建团队，肺移植工作在艰难中展开。2002年9月，他的团队成功开展了国内第一例肺移植治疗肺气肿，患者长期存活。此后，中国肺移植领域快速发展，截至2020年底，已经在中国肺移植注册中心（China Lung Transplant Registry，CLuTR）注册登记的肺移植总数达2013例，其中2015—2020年各年度完成的肺移植手术分别为147例、204例、299例、403例、489例、513例。尤其值得一提的是，在新冠肺炎疫情暴发的2020年，我国的肺移植数量和质量仍然在不断增长。2020年2月，陈静瑜医生带领团队迎接前所未有的挑战，为一位靠ECMO维持生命的新冠肺炎患者紧急启动肺移植手术项目。为确保手术能够顺利进行，陈静瑜和团队做了充足的准备，在江苏省卫健委、省防控医疗专家全力支持下，成功完成世界首例新冠肺炎后期肺纤维化患者的双肺移植治疗手术，为新冠肺炎危重症患者打开了又一道生命的"希望之门"。借助肺移植，中国医生挽救了6名新冠肺炎重症患者的生命，并将中国肺移植在疫情暴发背景下的救治和防护经验，向国外同行进行分享和输出，实现了中国肺移植从"引进来"到"走出去"的重大转变。

陈静瑜医生不仅医术精湛的肺移植专家，也是推广医学科普的身体力行者。作为全国人大代表，他还是向政府、管理机构提供科学决策的积极建言献策者。多年来，陈静瑜医生一直为促进中国肺移植事业的发展奔走呼号。他给自己取的网络昵称叫"肺腑之言"，以"肺腑之言"打通"生命通道"，为促进2016年民航局等6部门联合发布了《关于建立人体捐献器官专用绿色通道的通知》作出卓越贡献。他还建议，国家要加快心肺移植培训基地的确认和建设工作，规范移植医生资格准入。他在多个场合表示愿意将无锡成熟的肺移植技术及适合国情的围术期管理经验在兄弟医院推广，使肺移植造福更多的病人。在高强度的工作之余，他还热衷科普知识的传播，写微博、做培训，用微博直播肺移植手术，让11万粉丝见证肺源生死接力。为推广肺移植事业作出重大贡献，也为呼吸衰竭患者的生存和生活治疗改善带来福音。因此，被评为第九届健康中国论坛盛典"2016

年度十大人物",颁奖词这样评价他:"热衷公益的人大代表,推动建立人体捐献器官转运绿色通道的积极推动者。"2020年3月,他以全国人大代表的身份发出一份《关于组建国家级肺移植团队进行新冠肺炎肺移植的建议》,建议组织国家肺移植团队赴武汉全力救治晚期患者,降低病死率。陈静瑜的建议很快引起相关部门重视。4月18日,国务院应对新冠肺炎疫情联防联控机制医疗救治组决定成立肺移植专家组,召集专家团队赴武汉指导,并参与新冠肺炎危重症患者的救治工作。陈静瑜被任命为组长,赴武汉救治新冠肺炎重症患者。

目前,尽管我国肺移植技术已经进入全球领先行列,但依然存在一些困境以及迫切需要解决的问题。据统计,我国目前平均每年有5 000多名捐献者会捐出肺源,但受技术与人员限制,平均每年只能做400台左右的肺移植手术。这意味着这些捐赠来的肺源不能得到充分利用。肝和肾的利用率在98%左右,而肺源利用率只有6%。陈静瑜医生多次呼吁,希望各省能够组建肺移植中心,有效利用肺源,尽快解决地域发展不均衡的局面。另外,他还积极倡导、推进肺移植领域多学科团队协作体系的培育发展,促进我国肺移植数量和质量的快速提升;规范、完善肺移植数据注册管理工作,应对我国肺移植专业询证医学证据炎症不足的状况。所以,肺移植事业依然任重道远,需要广大的肺移植领域医务人员协调发展,共同发展,逐步推动我国肺移植事业进入世界器官移植舞台的中央。

三、专业知识

肺移植是特发性肺纤维化、慢性阻塞性肺疾病等多种终末期肺病治疗的唯一有效方法,而且具有确切改善预后或潜在治愈的价值。与其他器官移植患者相比,我国肺移植患者最大的不同在于不缺少供体。但目前很多终末期肺病患者对肺移植技术缺乏了解,往往错过最佳移植期,肺病患者甚至部分医生都把肺移植视为最后救命稻草,大多在濒危状态才考虑选择肺移植手术,而此时手术成功率则会明显降低。

事实上,肺移植手术的适应证范围较广,包括:①慢性阻塞性肺疾病;②间质性肺疾病;③肺动脉高压;④支气管扩张或囊性肺纤维化;⑤肺淋巴管肌瘤病;⑥结节病;⑦肺恶性肿瘤;⑧其他原因引起的终末期肺疾病。上述符合肺移植适应证的患者,如果预计生存期不足2年,经系列内科治疗无效;肺部病情进展加速,已形成氧气依赖或需要呼吸机辅助呼吸;活动耐受量明显下降,如卧床不起,稍微活动则出现胸闷气喘等症状,需考虑尽早进行全面肺移植评估检查。但如果患者合并肺外急性感染、禁用免疫抑制剂、肝肾功能不良、全身状况极差及其他器官功能衰竭等情况,则并不适合选择肺移植术。

四、融入的人文思政元素

（一）不忘医者初心，牢记以精湛医术服务人民健康事业的使命意识

本案例利用肺移植作为治疗慢性呼吸衰竭的根本临床手段为切入点，引入纪录片《人间世》第二季第三集——《呼吸》的主人公、我国著名肺移植专家、无锡人民医院陈静瑜医生在我国肺移植领域突出贡献的案例。通过回顾中国肺移植事业发展的艰难历程以及目前取得的突出进展，引导学生思考医者的初心使命，激励他们在自己的专业领域中刻苦钻研，努力工作，练就精湛的医术技能服务社会，服务人类的健康事业。

融入：肺移植是多种终末期肺病的最终治疗决策。

（二）医疗工作者不仅仅肩负"救死扶伤"的职业责任，同时也应承担医学科普教育和社会文明推动的社会责任

以陈静瑜医生的榜样作用引导医学生体会医疗工作者所担负的不仅仅是"救死扶伤"的职责责任，更应该树立传播医学科普知识、促进健康教育以及推动社会文明进步的职责和使命感，传递"热衷公益"和"社会责任"的思政教育元素，引导学生树立以精湛的专业技能服务国家、服务社会、服务人群的远大理想和奋斗目标。

融入：我国肺移植的现状分析和面临的挑战。

（王新红）

主要参考文献

[1] 陈文慧，壹图. 肺移植：重新开始自由地呼吸[J]. 中老年保健，2019(4)：12-13.

[2] 王建枝，钱睿哲. 病理生理学[M]. 9版. 北京：人民卫生出版社，2018.

[3] 吴波，胡春晓，李小杉，等. 生命至上，尊重科学-中国肺移植发展现状及展望书评[J]. 2021,42(4),517-519.

[4] CHEN J Y, QIAO K, LIU F, et al. lung transplantation as therapeutic option in acute repiratory distress syndrome for coronavirus disease 2019-related pulmonary fibrosis [J]. Chin Med J, 2020,133(12)：1390-1396.

[5] HAN W, ZHU M, CHEN J, et al. Lung transplantation for elderly patient with end-stage COVID-19 pneumonia [J]. Ann Surg, 2020,272(1)：e33-e34.

[6] WANG C, XU J, YANG L, et al. Prevalence and risk factors of chronic obstructive pulmonary disease in China (the China Pulmonary Health [CPH] study)：a national cross-sectional study [J]. Lancet，2018,391(10131)：1706-1717.

第十四章 肝功能不全

案例一 丙型肝炎的发现与治疗

一、教学目标

(一) 教学目标

了解肝脏疾病的常见病因,如生物性因素(包括各种病毒性肝炎)、遗传性因素、免疫和自身免疫性肝脏疾病、各种理化因素、药物和毒性物质等,以及其他原因。了解不同病因的特点和引起肝功能损伤的特征。

(二) 思政目标

以丙型肝炎病毒引出常见的肝功能障碍的发病原因,并与其他类型肝炎病毒相比较。通过介绍丙型肝炎发现的历史,了解人类与相关疾病斗争的历史。通过了解从丙肝的发现到攻克的医学发展进程,理解基础医学研究对临床医学防治疾病的重要作用。

二、案例

2020 年,美国病毒学家哈维·詹姆斯·奥尔特(Harvey James Alter)、英国生物化学家迈克尔·霍顿(Michael Houghton)及美国病毒学家查尔斯·赖斯(Charles M. Rice)因发现丙型肝炎病毒而获诺贝尔生理学或医学奖。从奥尔特发现"非甲、非乙"肝炎,到霍顿在 1989 年确定丙型肝炎病毒,再到赖斯证明这种病毒能够引起肝炎,这三位科学家以及其他研究者的一系列工作,让我们有机会认识到这种致命疾病,并有机会寻找治疗方案。

人们对丙型肝炎的认识始于 20 世纪 70 年代末。当时,一些临床医生报道了一种新的通过输血感染的慢性肝炎,引起这种肝炎的病毒既不是甲型肝炎病毒,又不是乙型肝炎病毒,因此被称为丙型肝炎。由于大部分患者对自己的病情一无所知,据估计,在那些患有丙型肝炎的人群中,只有 20% 的人知道自己被感染,而一旦丙型肝炎病毒在人体内落地生根，患者经历了数十年的慢性感染后会患上肝硬化，有时会发展成肝癌。因此，控制丙型肝炎的任务非常棘手。目前，丙型肝炎是全世界第二大类会导致癌症而致死的传染病。根据世界卫生组织的数据，在 2015 年，丙型肝炎造成 40 万人死亡，其中 15 万人死于肝癌。

从丙型肝炎被发现之后的 10 年里，生物学家一直尝试从患者体内将这种肝炎病毒分离出来，但一无所获。1989 年，美国凯龙（Chiron）制药公司的迈克尔·霍顿领导的研究团队借助一种新的分子生物学技术，终于识别出了丙型肝炎病毒。丙型肝炎病毒基因组被破译后，科学家发现原来这是一种属于黄病毒科（*Flaviviridae*，寨卡病毒和登革热病毒都属于此科）的小型 RNA 病毒，它们仅仅编码 10 种蛋白质。至此，研究人员终于可以研究这些蛋白质了。对感染进程中产生的病毒进行基因测序后发现，丙型肝炎病毒还有一个不为人所知的可怕特点——超强的变异性。一个感染者体内每天都会复制产生 1 万亿个新病毒，而这些病毒之间还存在细微的差异。面对病毒的庞大数量和变异性，宿主的防御机制很快溃败。因此，必须要找到能阻止病毒无休止复制的方法才是治疗丙肝的根本措施。

1999 年，德国美茵茨大学的拉尔夫·巴腾史拉格（Ralf Bartenschlager）团队宣布，他们实现了丙型肝炎病毒基因组在细胞中的稳定复制。在体外成功复制病毒，给医药产业深入研究丙型肝炎病毒和测试各类阻断药物提供了良好契机。2003 年，加拿大勃林格殷格翰制药公司（Boehringer Ingelheim）的化学家蒙特斯·林纳斯·布鲁内特（Montse Linas Brunet）领导的团队合成了一种能够阻断丙型肝炎重要蛋白质 NS3 的分子。初步临床测试结果令人振奋，服用了这种名为 BILN 的药物后，患者血液中的病毒载量下降到了原来的千分之一，几乎无法被检出。这是丙型肝炎病毒第一次在一种以它的某个成分为靶点的简单药物面前屈服。这些特异性抑制剂的强大疗效说明，直接作用抗病毒药物（direct-acting antiviral，DAA）的时代已经到来。研究人员已经开启一场阻断其他病毒蛋白的药物研发竞赛，为其他病毒感染疾病的防治带来了新的希望。

目前，染上丙肝已不意味着无法治愈。这个成就要归功基础究领域的一系列突破：研究人员搞清楚了丙型肝炎病毒的结构，成功在体外重现了它们的感染过程，而且还找到了针对病毒在人体内增殖所需的酶的药物。

2012 年，医生们联合使用达卡他韦和另一种 NS3 抑制剂，在 3 个月的疗程后成功治愈了 11 名患者中的 4 人。这是人们首次通过口服治疗的方式治愈丙型肝炎。目前，有 3 类直接作用于病毒的抗病毒药物：第一类以蛋白酶 NS3 为靶点；第二类以蛋白质 NS5A 为靶点；第三类以聚合酶 NS5B 为靶点。现在，有超过 95％丙型肝炎患者可以完全治愈，而新的疗法（联合使用现有或新的抑制剂的疗法）正式推出后，还将刷新这个数字。

三、专业知识

(一)肝功能不全的概念

肝脏是人体中最大的脏器,负责消化、分泌、解毒、代谢和免疫等多种功能。肝细胞损伤可以导致严重的症状,包括黄疸、出血、感染、肾功能衰竭和肝性脑病,所有这些综合起来称为肝功能不全。肝功能衰竭是肝功能不全的终末阶段,肝性脑病和肝肾综合征是其主要临床表现。

(二)肝功能不全的常见病因

1. **生物性因素** 包括各种病毒性肝炎。某些细菌、病毒引起肝脓肿以及寄生虫感染累及肝脏也是常见致病因素。

2. **遗传性因素** 遗传性肝病比较少见,肝病的发生、发展与遗传因素有关。

3. **免疫和自身免疫性肝脏疾病** 免疫反应虽然有利于杀灭病毒,但也可攻击感染病毒的肝细胞而使肝脏受损。

4. **药物和肝毒性物质** 工业毒物和有些药物可引起肝损伤。酒精可直接或经其代谢产物乙醛损伤肝脏。黄曲霉素、亚硝酸盐和毒蕈等也可促进肝病的发生。

5. **其他原因** 如胆汁淤积性肝病、血管损伤及肿瘤等。

四、融入的人文思政元素

(一)攻克丙型肝炎是人类与病毒性疾病斗争历史上里程碑式的成就

以丙型肝炎病毒感染是引起肝功能不全的常见生物性因素为切入点,引出 2020 年诺贝尔奖得主对丙型肝炎病毒发现、研究以及丙肝治疗的卓越贡献的案例,从而引导学生进一步了解人类与病毒性疾病斗争的历史。

(二)基础医学、临床医学以及转化医学不可分割,互相融合发展

科学家与和丙肝病毒斗争的过程,也充分说明了临床医学防治疾病离不开基础医学的研究发现。当人类对丙肝病毒束手无策的时候,正是由于基础医学以及检测技术的进步,高敏感性血液测试检测 HPC 得以广泛应用,在全球范围内基本上消除了输血后肝炎。基础研究明确了丙型肝炎病毒的结构,成功在体外重现其感染过程,而且还找到了针对病毒在人体内增殖所需关键酶。这些发现也使得针对丙型肝炎的抗病毒药物的研发成为可能,使丙肝成为一种可以被治愈的疾病,为根除丙型肝炎病毒带来了希望。通过该案例,引导学生理解基础医学、临床医学以及目前的转化医学等学科是不可分割的,其互相融合,促进发展,才能最终为人类的健康作出不可磨灭的贡献。鼓励医学生重视基础医学阶段各个学科的知识积累,同时在学习中培养学科交叉思维,为今后的医学生涯打下坚实的基础。

案例二 甲胎蛋白与诊断早期肝癌

一、教学目标

（一）教学目标

了解肝功能不全时机体的功能、代谢变化。肝功能障碍一个首要的表现是其介导的碳水化合物、脂肪和蛋白代谢的改变；水、电解质代谢紊乱常可导致肝性腹水；胆汁分泌和排泄障碍；凝血功能障碍严重时可诱发 DIC；生物转化功能障碍，激素灭活减弱引起的相关症状；免疫功能障碍易发生肠道细菌移位及感染等。

（二）思政目标

从肝癌和甲胎蛋白的关系，引出复旦大学附属中山医院汤钊猷院士在肝癌诊治领域取得非凡成就的案例。通过了解汤钊猷教授细心观察、刻苦钻研肝癌防治措施，理解老一辈医学科学家"一切为了患者"的奉献精神，学习他们在医学道路上秉承的严谨与创新精神。

二、案例

1978 年，改革开放后首批来访的美国肿瘤外科学专家发现，不少几乎没有生还可能的肝癌患者，却在上海中山医院的病房里奇迹般活了下来。专家们对这些"奇迹"案例还没有在国际性会议上报道感到惊讶，因为他们知道，这些肝癌救治的临床成就，只要有机会在国际性会议上展示，必会引起轰动。但是那时，创造肝癌救治奇迹的汤钊猷还没有想这些，他的初衷只有一个——为了患者；创新的原点也只有一个——来自患者。

1968 年，汤钊猷 38 岁，当时他已在血管外科已小有成绩，为响应祖国"攻克癌症"的号召，"改行"转向研究肝癌。那段日子，肝癌患者的预后之差让汤钊猷记忆深刻，患者进了医院，手术后很快出现死亡几乎是非常普遍的结局。他的心里就像压着块石头。在无数次的临床实践中，一条线索终于慢慢浮现出来。临床诊断中，汤钊猷发现医院的患者很多来自江苏启东。一个想法迅即在他脑海闪现，那就是到启东去蹲点。1972 年，经过现场调研，他意外地发现：无肝癌临床症状，但血液中甲胎蛋白阳性者，一年内死亡率竟高达 80%。当时一次化验成本很低的甲胎蛋白检测，极可能在诊断早期肝癌中具有重大价值。

汤钊猷对自己的初期发现激动不已。他顶着风险，说服一名吃得下饭、干得动活，但甲胎蛋白呈阳性的"壮汉"接受手术。结果不出所料，此人已患早期肝癌，癌肿如枣子般大小。而当时，国外同行仍靠同位素扫描来诊断肝癌。相比较而言，汤钊猷的全新发现更具优势，这个发现使肝癌患者切除后的5年生存率翻了1倍。中国人终于找到了符合中国国情的抗癌之路,简便、低成本的"甲胎蛋白动态曲线诊断法",较美国同行足足早了十年。

在接踵而来的荣誉和成绩面前,汤钊猷院士经常说的却只是两句话:"我这辈子,只做了两件半事,一件是小肝癌研究,一件是将不能切除的肝癌缩小后切除。至于那'半件事',就是我们一直在进行的肝癌转移复发研究。"在肝癌研究领域成绩卓著的汤钊猷院士在接受采访时,多次提到自己的两位恩师,一位是中国外科奠基人沈克非教授,另一位是血管外科泰斗崔之义教授。他总是说:"沈先生授我严谨,崔先生教我创新。严谨与创新是一对双胞胎,缺一不可。"从血管外科到肝癌研究,严谨与创新一直是汤钊猷前行的强大驱动力。他自主创新提出了"亚临床肝癌"理论,被评价为"人类认识和治疗肝癌的重大进展,提供了早诊早治二级预防的途径";他提出"缩小后切除"的思路,使无法切除肝癌的患者5年生存率从0上升到近20%;他率全球之先,建成了具有相仿遗传背景、转移潜能逐级递增的人肝癌细胞模型体系,为肝癌转移复发研究提供重要平台。而他总是说:"这是集体智慧的结晶。这一切都归功于'给我灵感的患者们'"。

三、专业知识

肝功能不全时机体的功能、代谢变化无论是由于肝细胞功能障碍还是门-体分流导致的结果,肝细胞功能障碍都是肝脏疾病临床表现的基础。理解这些表现的机制是对于了解急慢性肝脏疾病的发病机制具有重要意义。

(一) 物质代谢障碍

肝功能障碍一个首要的表现是其介导的碳水化合物、脂肪和蛋白代谢的改变。严重的肝脏疾病可以导致高血糖或低血糖。肝脏脂代谢紊乱在肝损伤早期即可以导致肝脏脂质沉积,出现继发性高脂血症。蛋白代谢异常将导致中枢毒性物质堆积,包括氨基酸代谢中产生的氨。肝对血中氨基酸浓度相对稳定有重要作用,肝功能受损后血浆芳香族氨基酸水平升高而支链氨基酸水平降低。肝细胞受损使白蛋白合成减少,导致低蛋白血症。

(二) 水、电解质代谢紊乱

肝硬化等肝病晚期可出现腹水。其发生机制见图14-1。常见的电解质代谢紊乱包括低钾血症和低钠血症。

(三) 胆汁分泌和排泄障碍

肝功能障碍可产生高胆红素血症(hyperbilirubinemia)或黄疸(jaundice or icterus)。

(四) 凝血功能障碍

肝功能障碍可致机体凝血与抗凝平衡紊乱,严重时可诱发DIC。

(五) 生物转化功能障碍

(1) 药物代谢障碍:易发生药物中毒。因此,肝病患者应慎重用药。

(2) 解毒功能障碍。

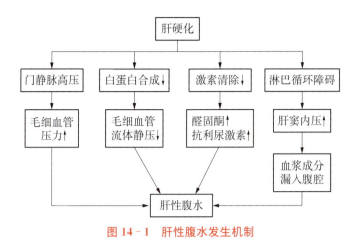

图 14-1 肝性腹水发生机制

（3）激素灭活功能减弱：激素的灭活功能障碍，患者血中雌激素水平升高，男性肝病患者可以同时出现男性女性化以及性腺和垂体功能的抑制。

(六) 免疫功能障碍

库普弗细胞功能严重障碍可导致肠源性内毒素血症。

四、融入的人文思政元素

本案例以"肝癌是引起肝功能不全的重要原因之一"作为切入点，引出复旦大学附属中山医院汤钊猷院士在肝癌诊治领域取得非凡成就的案例。通过案例的介绍，引导学生理解"严谨与创新"不仅是汤钊猷院士数十年潜心肝癌诊治研究的强大驱动力，同样也是任何领域取得突破进展的核心要素。在医学的道路上，像汤钊猷院士这样的前辈大家往往都是"心怀患者遭受的疾苦，感恩患者给予的灵感"，不满足当时的诊治手段，不断开拓，砥砺前行。不仅如此，还要善于在日常诊疗工作中用敏锐的眼、睿智的心，捕捉疾病蛛丝马迹。医学生是未来医疗卫生事业的中坚力量，在专业素质培养过程中，除了救死扶伤的职业道德以外，敏锐的洞察力和勇于探索的专业素养精神同样重要。

融入：肝癌是引起肝功能不全的重要原因。

案例三 肝移植手术的开创者

一、教学目标

(一) 教学目标

掌握肝性脑病的概念，了解肝性脑病（hepatic encephalopathy，HE）的防治原则。

肝性脑病的发病机制中包括：氨中毒学说；γ氨基丁酸(GABA)学说；假性神经递质学说及血浆氨基酸失衡学说；综合学说(高血氨与其他学说的关系)。与其他器官移植手术一样，肝移植是器官功能衰竭终末阶段的治疗手段之一，理解肝移植是肝功能障碍最终的治疗手段。

(二) 思政目标

通过肝脏移植引出肝病治疗的方法。通过托马斯·斯塔兹(Thomas Starzl)医生的案例，了解到肝移植的复杂程度以及要面临的众多难题。托马斯·斯塔兹医生面对这些难题时的执着和探索精神，以及对于现代医学开拓的敏锐性，都值得每一位医学生学习。

二、案例

20世纪50年代，肝脏在人体内的很多功能尚不知晓。外科医生尝试切除部分肝脏或者切开肝脏的手术，患者都有极大可能因凝血障碍而致死。虽然当时已有同卵双生兄弟之间肾脏移植案例成功的报道，但肝脏移植手术的复杂性和免疫排斥问题远甚于肾脏移植。因此，就像天方夜谭一样难以想象。而美国托马斯·斯塔兹医生就是在这种情况下勇闯肝脏移植手术的禁地，经过几十年的探索，经历了无数次的失败后，成功开创了人类肝脏移植新领域，被誉为"现代移植之父"。

1959年，斯塔兹医生在美国西北大学领导"肝移植研究小组"，通过大量动物实验探索肝移植手术精细复杂的操作，但是现实比预期的要困难得多。后来，新的抗排斥药物(包括6-巯基嘌呤以及衍生物硫唑嘌呤)在肾脏移植中已展示出一定疗效，这为肝脏移植奠定了基础。1963年，由斯塔兹医生主刀的人类首个肝脏移植术在科罗拉多大学医院进行，虽然他们此前已在动物身上做了近200例的肝移植手术以及多个人体肾脏移植手术，但患者本身因肝脏疾病引起的凝血缺陷导致手术过程无法有效止血，最终手术失败，这给肝移植计划蒙上了一层阴影。但这些失败丝毫没有动摇斯塔兹实现肝移植的信念，他从跨出肝移植道路上的第一步开始，就没有停止过在这个领域的不断探索和尝试。时隔4年，世界上第1例肝脏移植手术在他的仁心妙手下成功完成。从此，肝移植术开启了新的篇章，数以千计的患者因为这项手术重获新生。后来，斯塔兹医生转至匹兹堡大学，在那里率领团队继续进行移植领域的研究和实践，并取得了巨大的成功。世界各地的外科医生纷纷到匹兹堡大学接受培训，斯塔兹医生成为器官移植领域的传奇人物。现在，许多接受过他的培训的外科医生已成为世界各地的移植外科领域的领军人物。

斯塔兹的工作狂热劲头常常令人惊叹，据报道称"他工作直至生命的最后时刻"。他一生取得大量卓越医学成就和无数荣誉，不仅包括完成了全世界首例肝移植手术，成为世界移植医疗领域的领袖人物，他还因研发抗排斥药物而闻名。他将抑制免疫系统的药物硫唑嘌呤与类固醇混合在一起，帮助患者在术后减少并发症发生率。他在后来的研究中逐步对药物进行改良，包括环孢素和他克莫司。他还开创了第1例"动物-人"的肝脏移植,第1例心、肝联合移植、第1例人腹腔全脏器移植以及多种脏器联合移植手术等一系列惊人的、创造性的外科医学史上纪录,是当之无愧的"现代器官移植之父"。

三、专业知识

肝性脑病过去称为肝性昏迷(hepatic coma),是由严重肝病或门-体分流引起的,以代谢紊乱为基础、中枢神经系统功能失调为主要表现的综合征。其主要临床症状是意识障碍、行为失常和昏迷,也可只出现轻微的智力减退。

(一) 肝性脑病的病因、分类和临床表现

根据意识障碍程度、神经系统表现等将肝性脑病分为5期,如表14-1所示。

表14-1 肝性脑病分期

分期	意识障碍	性格和精神状态	神经系统表现	脑电图异常
亚临床	正常	正常	仅神经精神测试异常	无
Ⅰ	睡眠清醒节律颠倒 清醒状态异常 性格改变 疲劳	注意力障碍 轻度性格改变 易激惹	运动协调性受损 书写障碍	三相波、特征性慢波 (5~6个循环/秒)
Ⅱ	睡眠障碍 行为失常	定向障碍 健忘	扑翼样震颤 语无伦次	三相波、特征性慢波(5个循环/秒)
Ⅲ	昏睡 精神错乱	定向障碍 攻击性 交流障碍	扑翼样震颤 巴宾斯基征阳性 肌张力增高	三相波、特征性慢波(5个循环/秒)
Ⅳ	昏迷 无法唤醒	无	去大脑强直	Delta波,极慢波(2~3个循环/秒)

(二) 肝性脑病的发生机制

肝性脑病的发病机制迄今未完全阐明,脑组织病理学损伤也无法解释其中枢神经系统症状。目前,多数学者主张肝性脑病的发生主要是脑组织的代谢和功能障碍所致。目前,有数个学说试图解释肝性脑病的发生机制,现将主要学说简述如下。

1. 氨中毒(ammonia intoxication)学说　正常情况下,血氨的来源和去路保持动态平衡,使血氨浓度稳定。氨在肝中合成尿素是维持此平衡的关键。当肝功能严重受损时,尿素合成发生障碍,因而血氨水平升高。增高的血氨通过血脑屏障进入脑组织,从而引起脑功能障碍,这就是氨中毒学说的基本论点。氨对脑组织的毒性作用包括以下几步(图14-2):①干扰脑的能量代谢;②使脑内神经递质发生改变;③氨对神经细胞膜的抑制作用。

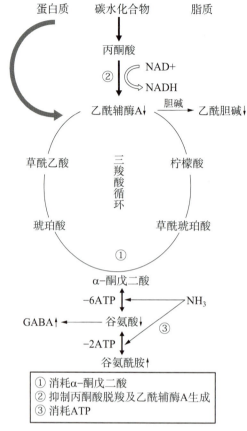

图 14-2　氨对脑组织的毒性作用示意

2. 假性神经递质(false neurotransmitter hypothesis)学说　假性神经递质是化学结构与去甲肾上腺素和多巴胺相似的苯乙醇胺和羟苯乙醇胺(图 14-3)。肝功能严重障碍时,高水平苯乙胺和酪胺致其入脑增加。假性神经递质导致网状结构的上行激动系统功能下降,大脑皮层的兴奋不能保持,以致发生昏迷。

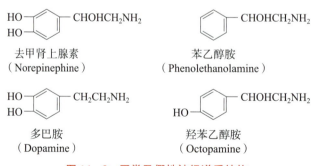

图 14-3　正常及假性神经递质结构

3. 血浆氨基酸(branched chain amino acids, BCAA)失衡学说 正常人血浆支链氨基酸/芳香族氨基酸(aromatic amino acids, AAA)呈一定比值(约为 3~3.5)。当肝功能受损时,血浆 AAA 如苯丙氨酸、酪氨酸、色氨酸和天冬氨酸明显升高;而 BCAA 如亮氨酸、异亮氨酸和缬氨酸则明显减少,以致这一比值下降至 1 以下。当脑细胞中酪氨酸和苯丙氨酸量过高时,芳香族氨基酸形成苯乙醇胺和羟苯乙醇胺等假性神经递质。

4. GABA 学说 在肝功能衰竭或门脉分流时,肝细胞对来自肠道 GABA 的摄取和代谢降低,因而使外周血浆内的 GABA 水平升高。目前认为,GABA 能神经元抑制性活动增强更多是基于 GABA‐A 受体复合物与配体的结合能力变化以及内源性 GABA‐A 受体变构调节物质增加等原因。

(三) 肝性脑病的防治原则

(1) 保护肝脏、防止诱因。

(2) 降低血氨:肠道中氨的吸收与肠道的 pH 有密切关系。当肠道 pH 较低时,NH_3 与 H^+ 结合成不被吸收的 NH_4^+ 随粪便排出体外。口服乳果糖使肠腔内 pH 明显降低,减少氨的产生并且促进氨的排出。口服新霉素也可抑制肠道细菌产氨。

(3) 支链氨基酸:用支链氨基酸可矫正肝性脑病时血浆氨基酸的失衡。临床已证明输入复方氨基酸溶液能获得较好疗效。

(4) 肝移植:肝硬化伴有慢性肝性脑病或反复发作的肝性脑病是严重肝功能衰竭的结果。这两种情况发生时,通常肝移植是唯一的治疗方法。

四、融入的人文思政元素

(一) 目标执着、矢志不渝是医学科学精神的关键要素

本案例以肝移植是治疗严重肝功能衰竭唯一有效方法为切入点,引入"现代器官移植之父"托马斯·斯塔兹的案例。案例介绍了斯塔兹医生在探索肝移植过程中经历的曲折和失败,在初期患者死亡阴影的笼罩下,医生同行们视肝移植为禁术,甚至联名请愿要求把斯塔兹驱逐出医学界。在孤独又漫长的凝血与免疫抑制剂研究过程中,无数次的失败并没有阻断斯塔兹对目标的追求。斯塔兹医生开创的系列器官移植成就不仅仅是因为他怀有治病救人的信念,更重要的是在这个信念支撑下不断探索、不断求新的勇气,以及能够坚持为一个目标而奋斗终生的毅力。

(二) 人文关怀是医学的重要组成部分

斯塔兹医生曾经在回忆录中写道:"我的患者把自己的健康或生命交到在我手中,我非常害怕他们会遭遇手术失败的不幸。""即使是简单的手术,我也会进行大量的书籍复习……直到手术开始,我才能真正消除焦虑,开始正常工作。"他说:"我没有把我经历过的失败抹掉,而是永远记住了它们。"这些心路历程说明伟大的医学开创者都在内心对患

者充满着人道主义的关怀,胸怀执着的目标并且矢志不渝。

（陆　超）

主要参考文献

[1] BISMUTH M, FUNAKOSHI NATALIEA, CADRANEL J-F, et al. Hepatic encephalopathy: from pathophysiology to therapeutic management [J]. Eur J Gastroenterol Hepatol. 2010, 23: 8 - 22.

[2] CÓRDOBA J. New assessment of hepatic encephalopathy [J]. Hepatology, 2011, 54: 1030 - 1040.

[3] JONES E A, MULLEN K D. Theories of the Pathogenesis of Hepatic Encephalopathy [J]. Clin Liver Dis, 2012, 16: 7 - 26.

[4] KHUNGAR V, POORDAD F. Hepatic encephalopathy [J]. Clin Liver Dis, 2012, 16: 301 - 320.

[5] MCPHEE S J, HAMMER G D. Pathophysiology of disease: an introduction to clinical medicine[M]. 6th ed. New York : McGraw-Hill Medical, 2009.

第十五章 肾功能不全

案例一 急性肾损伤与"信任"

一、教学目标

(一) 教学目标

掌握急性肾衰竭(急性肾损伤)的概念和发生机制;熟悉急性肾衰竭的病因和分类、发病过程及功能代谢变化;了解急性肾衰竭防治的病理生理基础。

(二) 思政目标

了解我国目前急性肾损伤的诊疗现状;通过介绍"救治 5 岁恶性淋巴瘤并发急性肾损伤小患者"的案例,引导学生充分认识建立和谐医患关系的重要性和必要性,在提高医术的同时,重视人文知识与沟通技巧的学习,提高医德与人文素养,真正成为兼具科学素养和人文情怀的合格医学人才。

二、案例

急性肾损伤(acute kidney injury,AKI)的病因复杂、病情凶险,是一种涉及临床多学科、较为常见的危重症,其全球发病率约为 2 100/100 万,需要肾脏替代治疗的 AKI 病死率高达 50%~80%。受 AKI 诊断标准、对病情的认知程度以及经济等差异性的影响,高等收入国家与中低等收入国家 AKI 的发病率从<1%到 66%不等,预后也具有显著差异性。2015 年,北京大学第一医院杨莉教授等经全国性的横断面调查发现,我国 74.2%的急性肾损伤未被识别,漏诊率高达七成以上;即使被识别出来,也有 17.6%属于延迟诊断,在检出的急性肾损伤患者中,仅 21.4%转诊至肾脏科或接受肾脏科会诊。早期防治和公共卫生干预是降低 AKI 发病率、死亡风险以及医疗成本的关键方法。为提高人们对急性肾损伤的认识,倡导以患者教育和国家医疗卫生政策为导向,在全球范围内积极对抗这一重大公共卫生问题,2013 年第八个世界肾脏日的主题定为"防治急性肾损伤"。同年,国

际肾脏病学会提出"0 by 25"计划,即到2025年将AKI可预防的病死率降低至零。

国内大型医学纪录片《人间世》第一季第6集《信任》讲述了这样一个关于急性肾损伤的故事。5岁男孩王天奇,10天前因突发脚肿、血肌酐浓度升高被宁波当地医院诊断为急性肾炎。4天前赴上海市儿童医院就诊,在被肾脏科收治的短短数天内,其肾功能急剧衰退,血肌酐迅速飙升至正常值的十倍以上,生命危在旦夕。让医生们感到棘手的是王天奇的病情十分复杂,经检查其急性肾损伤并不是由原发性肾疾患所致。6个科室主任经集体会诊,高度怀疑王天奇患有恶性肿瘤,但肿瘤来源并不清楚,最好是做肾活检。血液透析置管的同时做肾脏活检需要全身麻醉,这对于已经发生严重肾衰竭的王天奇来说,存在着巨大的风险,能否挺过麻醉关,医生也不能确定。除了麻醉关,这么小的孩子术后还必须独自留在重症监护室内接受治疗,与家人分隔,这让家属们极其焦虑,对是否手术犹豫不决。经过耐心解释、沟通,患者家属最终同意让医生们放手一搏,手术顺利完成。王天奇被确诊为淋巴瘤,并发急性肾实质性肾损伤(AKI Ⅲ期)。但接下来的治疗让医生们更加进退两难:治疗肿瘤需要化疗药物,但化疗以及肿瘤细胞溶解综合征又会导致急性肾小管坏死,加重肾损伤;同时,治疗肾衰竭的血液透析会过滤掉化疗药物,影响淋巴瘤的治疗效果。这两种治疗方案相互矛盾,为达到最佳疗效,需要彼此间精妙的配合。面对急危重情况下瞬息万变的病情,还需不断修订方案。重症监护室外王天奇的家人并不清楚医生们遇到的难题,他们等来的只是一张张需要签字的化疗、献血、骨穿及病危通知书,每一种通知书上都写满了各种可能出现的风险,时刻牵动着家人脆弱而敏感的神经。每次签字前,患者家属都努力地想从谈话中读懂医生的判断,但由于医学知识复杂且专业,他们能够听懂的并不多。不信任、不满的情绪逐渐在家属内心发酵:"这完全就是霸王条款,没办法啊,为了救命,只能签同意。"事后家属也坦诚:"抱怨肯定是有的,想着让我们签好字,万一有什么不对,就是我们自己的事情了,他们就没责任了。"很难解释,也必须解释,唯一的办法就是反复、细致地沟通,只有让家属们充分理解治疗的紧迫性和同时存在的九死一生的巨大风险,医生们才能免除后顾之忧,全心全力地与病魔做斗争。在重症监护室外守候3天后,患者家属终于等来探视的机会,当医生介绍孩子的血清肌酐浓度已明显降低,自主尿量也有500多毫升(说明肾功能在慢慢恢复)时,他们瞬间红了眼眶。高兴之余,孩子病情的好转给了他们坚持下去的勇气和信心。第7天,活检结果显示王天奇所患淋巴瘤的类型是伯基特(Burkitt)淋巴瘤,这种恶性肿瘤发病快,急性危险期异常凶险,但只要熬过这个阶段,依然有治愈的可能性。9天后,王天奇顺利由重症监护室转入普通病房,终于合家团圆,家属们激动落泪。从初来医院时的满怀期待到崩溃再到最终重拾生活的希望,从对医生的不理解、不满意到逐渐信任、配合,患者家属看到了医生为每一次沟通所做的努力、为每一次治疗所承担的责任。3个月后当记者再次见到王天奇,他正在医院走廊上和小伙伴一起开心地玩着滑板车。

疾病本是医生和患者共同的敌人,但在现如今医患关系日益复杂的大环境中,当面对生与死的抉择时,医患之间还能否撑起信任的桥梁?面对病魔,人类不仅需要高超的医疗技术,更需要彼此间的理解和信任。患者应当相信医生的仁心仁术,医生也要充分体谅患者的迫切心情,只有相互信任、同心协力,才能使医疗手段发挥最大的效用,最终战胜疾病,获得健康、生命和尊严。

三、专业知识

(一) 急性肾衰竭的概念

急性肾衰竭(acute renal failure,ARF)是指各种原因在短期内(通常数小时至数天)引起双肾泌尿功能急剧障碍,以致机体内环境出现严重紊乱的病理过程,主要表现为少尿(部分患者尿量并不减少)、氮质血症、水中毒、高钾血症和代谢性酸中毒,重者出现多系统并发症。

(二) 急性肾衰竭的病因和发生机制

急性肾衰竭的病因多种多样,根据其发病环节,可分为肾前性、肾性和肾后性三大类。肾缺血和肾中毒所致急性肾小管坏死是引起肾性 ARF 最常见的病因,其发生机制如图 15-1 所示,中心环节为肾小球滤过率(glomerular filtration rate,GRF)降低。

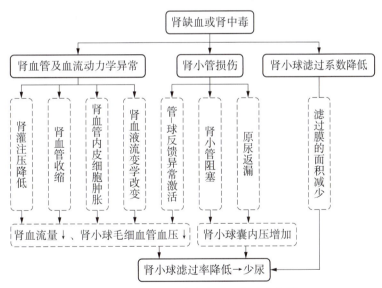

图 15-1 少尿型急性肾衰竭的发生机制

(三) 急性肾损伤的诊断标准

急性肾损伤(AKI)包括肾功能从微小改变直至最终衰竭的整个过程,其诊断标准为:48 小时内血肌酐(serum creatinine,Scr)浓度升高≥26 μmol/L(0.3 mg/dl),或 Scr 升高超过基础值的 1.5 倍及以上,且明确或经推断上述情况发生在 7 天之内,或尿量<0.5 ml/(kg/h)且持续时间超过 6 小时。

四、融入的人文思政元素

（一）以"除人类之病痛，助健康之完美"为己任

AKI 现已成为中国巨大的医疗和经济负担，并且尚有大量被漏诊和未得到积极救治的病例，其防治任务仍任重而道远。非专科医生应熟知 AKI 的风险因素，谨慎使用肾毒性药物，提高早期识别 AKI 的能力，将患者尽早转诊至肾脏科。肾脏专科医生应尽早实施统一的诊断标准，以便开展 AKI 的预防、治疗和研究工作，应努力寻找新的早期诊断工具，如经济有效的监测技术和生物标志物等。医学生应从我做起，从现在做起，认真学习医学知识，刻苦钻研，为今后进一步提高我国 AKI 的诊断和治疗水平打下坚实基础。

融入：急性肾衰竭（急性肾损伤）的病因和发生机制、功能代谢变化以及防治的病理生理基础。

（二）提高医德与人文素养，建立和谐医患关系

对抗疾病是医患双方的共同责任，只有互相信任、积极配合，才能达到"战胜病魔、早日康复"的共同目标。目前，我国因医疗资源分配不均衡、少数医生出现过度追逐医疗收益等有失医德的行为、患者申诉和维权渠道不畅通以及"伤医""医闹"事件等原因，使医患之间容易出现信任危机，医患关系日益复杂，这对患者和医生都极为不利。医患双方应当具有同理心，通过换位思考，达到相互理解和信任。为营造良好的就医环境，全社会应当共同参与培养构建健康互信的医患关系。2020 年 6 月 1 日，我国卫生与健康领域的第一部基础性、综合性法律《中华人民共和国基本医疗卫生与健康促进法》正式施行，对于推动我国卫生与健康领域法治建设、构建中国特色基本医疗卫生制度、全方位全周期保障人民健康及医护人员安全具有重要意义。2020 年 8 月，习近平总书记在中国医师节到来之际向全国广大医务工作者致以节日的祝贺和诚挚的慰问，他强调，广大医务工作者要坚持人民至上、生命至上，崇尚医德、钻研医术、秉持医风、勇担重任，努力促进医学进步，为建设健康中国、增进人民健康福祉作出新贡献。各级党委和政府、全社会都要关心爱护医务工作者，弘扬先进事迹，加强业务培训，支持开拓创新，帮助解决困难，推动在全社会广泛形成尊医重卫的良好氛围。

融入：恶性淋巴瘤并发急性肾损伤病程发展迅速，预后不佳。

案例二 维持性血液透析与相关抑郁症

一、教学目标

（一）教学目标

掌握慢性肾衰竭（慢性肾脏病）的概念及机体的功能代谢变化；熟悉慢性肾衰竭的发

病机制及发展进程;了解慢性肾衰竭防治(维持性血液透析等)的病理生理基础。

(二) 思政目标

了解慢性肾衰竭患者在维持性血液透析过程易并发抑郁症,医生在防治躯体疾病的同时,应给予患者更多的人文关怀和心理支持,引导学生了解医学人文精神的核心是关爱生命;通过我国大病医保政策的介绍,鼓励学生关注我国经济的飞速发展以及医保政策的不断改进,树立社会责任感以及为推动医疗卫生政策惠及更多大病、慢病患者而努力的信心。

二、案例

血液透析(人工肾)是指根据膜平衡原理,将终末期肾病患者的血液与透析液同时引入透析器中,分别从透析膜(半透膜)两侧流过,通过弥散、超滤及吸附等原理进行物质交换,从而清除患者血液内的毒素,维持水、电解质和酸碱平衡,同时人体所需的某些物质也可从透析液中得到补充,最终将经过净化的血液回输体内的整个过程。维持性血液透析(maintenance hemodialysis,MHD)是目前全世界范围内最常用的肾脏替代疗法,可有效延长尿毒症患者的生命。目前,我国终末期肾病最常见的病因仍是原发性肾小球肾炎,但随着经济发展以及人民生活水平的提高,糖尿病肾病、高血压性肾损害所致终末期肾病的发病率正逐年递增,需要维持性血液透析的患者也随之增加。

尽管 MHD 能够拯救患者的生命、提高生活质量,但其过程漫长而艰难。根据传统的血液透析模式,尿毒症患者每周要去透析中心 2~3 次,每次耗时数小时,并且一旦开始治疗,不能随意中断。随着血液净化技术的发展和护理质量的提高,终末期肾病患者的生存期越来越长,但长期不间断的血液透析同时也给患者带来了巨大的精神压力和心理问题。只有依赖透析机的支持才能像正常人一样生活,不透析就意味着死亡的事实让部分患者认为自己已经机器化,不再是一个完整的有机体,由此产生抑郁、焦虑等心理疾病。据统计有 22.8%~62.0% 的维持性血液透析患者有明显的抑郁症状,表现为自暴自弃或非常自我、漠视他人、猜疑、失眠及不遵医嘱等,甚至拒绝透析,这往往是自杀的先兆。自杀或因主动停止治疗而死亡导致透析患者的死亡率远大于普通人群。心理测试发现,透析患者的抑郁症评分与精神病患者相似。抑郁症对 MHD 患者预后的影响表现在心脑血管并发症、炎症、营养不良以及治疗依从性等各方面,不仅影响患者的透析效果和生活质量,还可不同程度地增加透析患者死亡的风险。因此,尽早对合并抑郁症的血液透析患者进行干预显得至关重要。

MHD 患者的抑郁是"丧失"的后果,包括肾功能、劳动能力、家庭稳定和幸福感的丧失,以及经济保障和生命安全感的丧失。研究表明,年龄、受教育程度、经济收入水平、医疗保险类型、心脑血管并发症、家庭支持等均为影响 MHD 患者抑郁程度的危险因素。其中高昂的医疗费用所带来的经济压力是导致 MHD 患者抑郁的主要原因。在美国,每位终末期肾病患者每年的透析费用约为 65 000 美元,在我国,由于技术服务价格较低,采用同样产品的透析费用仅为发达国家的十分之一,但对于尿毒症患者及其家庭来说,这仍是一笔巨大的开支。

为了缓解群众反映强烈的"因病致贫、因病返贫"问题,提高重特大疾病的保障水平,减轻患大病居民医保参保人员的医疗费负担,2012 年 8 月,国家发展改革委、人力资源和社会保障部等六部委颁布《关于开展城乡居民大病保险工作的指导意见》,提出在基本医疗保障的基础上,对患大病(包括终末期肾病)的城乡居民参保人员发生的高额医疗费用给予保障,实际支付比例不低于对城镇居民医保、新农合补偿后需个人负担的合规医疗费用的 50%。在上海,城镇居民大病医疗保险于 2015 年 1 月 30 日正式启动(自 2014 年 7 月 1 日起试行),凡参加本市城镇居民基本医疗保险的人员,因重症尿毒症透析治疗、肾移植抗排异治疗、恶性肿瘤治疗、部分精神病病种治疗所发生的基本医疗保险支付范围内的个人自负费用,由城镇居民大病保险资金再报销 50%。2015 年 8 月,国务院办公厅正式发布《关于全面实施城乡居民大病保险的意见》,加快推进城乡居民大病保险制度,由部分省市试点向全国全面推开。2018 年 3 月 17 日,在十三届全国人大一次会议闭幕后的中外记者会上,国务院总理李克强承诺,在解决老百姓因病致贫方面,政府要提高财政对基本医保的补助资金,一半用于大病保险,至少要使 2 000 万人以上能够享受大病保险,而且扩大大病保险病种。目前,上海市大病保险报销比例已经由 55% 提高到 60%,低保、低收入家庭成员则从 55% 提高到 65%。

除了提高 MHD 患者的医疗保障、合理应用抗抑郁药物外,心理干预是缓解其抑郁症状的有效途径。医护人员应与患者建立良好的治疗性人际关系,以真诚、平等的心态与患者交流,取得患者的信任;应了解患者的心理需求和特征,一旦发现有消极动向,立即给予心理上的疏导和支持,鼓励他们振作起来,避免意外发生;应帮助患者缓解治疗过程中出现的各种不适与并发症,加强医学健康知识的宣教,以解除患者的思想顾虑,减轻其恐惧、焦虑的情绪;最后,应尽可能地做好家属的思想工作,叮嘱家人多关心、安慰患者,提高患者的家庭支持,共同战胜疾病。

三、专业知识

(一) 慢性肾衰竭和慢性肾脏病的概念

慢性肾衰竭(chronic renal failure,CRF)是指各种慢性肾脏疾病引起肾单位进行性、不可逆性破坏,以致肾脏泌尿及内分泌功能严重障碍,从而引起一系列临床症状的病理过程。慢性肾脏病(CKD)是指各种病因导致慢性肾脏结构损伤和功能障碍≥3 个月,包括 GFR 正常和不正常的病理损伤、血液或尿液成分异常以及影像学检查异常;或不明原因的 GFR 下降 $<60 \text{ ml}/(\text{min} \cdot 1.73 \text{ m}^2)$ 超过 3 个月。

(二) 慢性肾衰竭的病因和发病机制

目前,我国 CRF 的病因仍以慢性肾小球肾炎最为多见,而糖尿病肾病和高血压性肾损害所致的 CRF 正逐年增多。

除原发病的作用外,继发性肾小球硬化和肾小管-间质损伤是导致健存肾单位进行性减少、肾功能减退,最终发展成为终末期肾病的主要机制。

(三) 肾性骨营养不良的概念及发生机制

肾性骨营养不良(renal osteodystrophy)又称肾性骨病,是指 CRF 时,由于高磷低钙以及继发性甲状旁腺功能亢进、维生素 D_3 活化障碍、酸中毒和铝积聚等所引起的骨病,包括儿童的肾性佝偻病和成人的骨质软化、纤维性骨炎、骨质疏松和骨囊性纤维化等。其发生机制如图 15-2 所示。

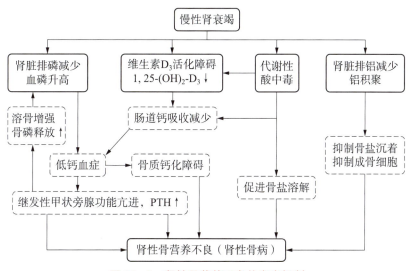

图 15-2 肾性骨营养不良的发生机制

(四) 肾性高血压的概念及发生机制

因慢性肾实质病变引起的高血压称为肾性高血压(renal hypertension),是继发性高血压中最常见的类型。其发生机制为:①CRF 时肾小球滤过率(GRF)降低,导致水钠潴留(钠依赖性高血压);②肾血流量减少,引起肾素-血管紧张素-醛固酮系统激活(肾素依赖性高血压);③由于肾单位大量破坏,肾脏产生激肽、PGI_2、PGE_2、PGA_2 及 Ang1-7 等降压物质减少。

(五) 慢性肾衰竭防治的病理生理基础

积极治疗原发病;消除肾损因素;营养支持与对症治疗;采用血液透析(人工肾)、腹膜透析、连续性肾脏替代治疗、血浆置换、血浆吸附和免疫吸附等方法进行血液净化治疗。

四、融入的人文思政元素

(一) 对维持性血液透析并发抑郁症患者的人文关怀

介绍由于肾源短缺，大部分终末期肾病患者只能接受维持性血液透析治疗的现状，引导学生关注这类患者因长期病痛折磨、劳动力丧失、巨大经济压力以及家庭社会支持不足所产生的焦虑、恐惧、抑郁甚至自杀倾向。这些问题不仅影响治疗效果、降低患者的生活质量，还会不同程度地增加患者的死亡风险。通过思考与讨论，使学生进一步理解现代医学已由传统的生物医学模式向生物-心理-社会医学模式转变，任何严重疾病的治疗及康复过程都需要医疗机构、社会以及家庭等各方面因素的协调配合和支持。尤其是专业的医护人员应在防治躯体疾病的同时，给予患者更多的人文关怀和心理支持。引导学生了解医学人文精神的核心是关爱生命，增强救死扶伤的责任心和早期防治以减少我国终末期肾病的发病率、推动我国医疗卫生事业健康发展的使命感，最终达到真正符合兼具科学素养和人文情怀的医学人才培养目标。

融入：慢性肾衰竭的病因和发病机制以及我国慢性肾衰竭患者的诊疗现状。

(二) 我国大病医保政策的不断改进体现国家治理体系的显著优势

高昂的医疗费用所带来的经济压力是导致维持性血液透析患者并发抑郁症的主要原因之一。为解决老百姓"因病致贫、因病返贫"的问题，我国大病医保政策不断改进，扩大大病保险病种，提高重特大疾病的保障水平，以减轻患大病居民医保参保人员的医疗费负担。医疗保障制度建设和医保治理现代化建设成就正是我国国家制度和国家治理体系中"坚持以人民为中心，保障和改善民生、增进人民福祉"发展思想的充分体现。

融入：维持性血液透析患者并发抑郁症的主要原因及对策。

案例三 肾移植与人体器官捐献

一、教学目标

(一) 教学目标

掌握尿毒症的概念及几种常见的尿毒症毒素；熟悉尿毒症的功能代谢变化；了解尿毒症防治的病理生理基础。

(二) 思政目标

了解我国人体器官移植的现状、器官捐献的发展历程、感人事迹以及制约因素等，引导学生理解器官捐献是赠予他人生命、惠及多个家庭的善举，是延续自我生命、遗爱人间的伟大举措，器官捐献和移植也是医疗卫生行业中最能体现人文精神、大爱精神的存在。

二、案例

肾移植(renal transplantation)俗称换肾,是尿毒症(终末期肾病)患者最根本、最有效的治疗方法。与血液透析相比,患者的生活质量优、经济负担相对不高。据统计,我国目前尿毒症患者已近300万,并且以每年10~20万人的速度在递增,但由于供体缺乏,每年肾移植手术仅数千台。寻找合适的肾源成为每一个尿毒症患者最漫长的等待,器官短缺已成为阻碍器官移植事业发展的障碍。2012年,第七届世界肾脏病日的主题是"捐献肾脏,延续生命",呼吁全社会支持爱心捐肾,让患者重获新生。

我国人体器官捐献工作起步较晚。2009年8月,卫生部和中国红十字总会在上海联合宣布启动建立人体器官捐献体系;2010年3月,中国红十字会与卫生部在天津共同启动全国十省市的人体器官捐献试点工作,就人体器官捐献的招募、获取和分配等工作进行全面探索;2013年8月,国家卫生与计划生育委员会印发《人体捐献器官获取与分配管理规定(试行)》,要求各器官获取组织及移植中心必须通过中国人体器官分配与共享计算机系统(COTRS)执行器官分配,以确保器官获取与分配的公开、公正和科学性以及捐献器官可溯源性;2014年3月,由中国器官移植发展基金会运行管理的首个网上器官捐献志愿者登记系统——"施予受"器官捐献志愿者登记平台正式上线,旨在推广器官捐献的理念,唤起公众对器官捐献的关注和参与意识;2015年1月1日,中国宣布永久停止使用死囚器官作为移植供体来源,公民逝世后自愿捐献器官成为亲属捐献之外的移植器官来源的唯一合法渠道,标志着我国已经成功实现了由依赖司法渠道到公民自愿捐献获取器官的转型。经过多年的探索,我国现已逐步建立科学公正、遵循伦理、符合国情和文化的人体器官捐献与移植体系,公民自愿捐献的意愿正逐年增高。一人身亡后主动捐献器官、让数人重获新生的感人故事也屡见报端。2016年6月,年仅34岁的上海长海医院进修医生宋巍因突发脑干出血,经抢救无效脑死亡,在生命的尽头,他将自己的一个肝脏、两个肺脏、两个肾脏、两个角膜和皮肤组织捐献出来,共挽救了4名病患的生命,让2名患者重见光明。国家卫生健康委公布的《国家医疗服务与质量安全报告》显示,2018年我国共完成公民逝世后器官捐献6302例,每百万人口年捐献率(PMP)达4.53;完成器官移植手术20 201例,87.97%源于公民逝世后捐献,12.03%源于亲属间活体捐献;年器官捐献、移植数量均位居亚洲第一、世界第二位。截至2020年6月10日,"施予受"网站器官捐献志愿登记已超过133万人次。

虽然我国年器官捐献量已位居世界第二,但考虑到庞大的人口基数,其百万人口捐献比例仍处于较低水平,人们对器官捐献的接受程度还不高。其主要原因在于:①传统思想根深蒂固。传统中国人的观念是人死后要留全尸,身体发肤、受之父母、不可损毁,并且忌讳生前谈死亡。部分死者生前曾有将遗体或器官捐献的意愿,但死后亲属却受传统观念的束缚而没有予以捐赠。②对捐献者及其家庭的救助不健全。由于人体器官捐献遵循"自愿、无偿"的原则,从法律层面上无法为实际困难的捐献者家属多做些经济救助,且必要的人文关怀和人道主义帮助如子女就学就业、老人赡养等目前仍缺乏。③宣传力度不够。在我国,器官捐献必须要得到所有直系亲属的同意。由于捐献器官、延续他人生命的观念还远未得到普及和认同,经常会发生因为某一位家属的犹豫或不理解而无法实现器官捐助的情况。由于供体器官短缺,在我国每年约30万因终末期器官功能衰竭而需要移植的患者中,仅2万人有机会获得移植,供需比为1∶15,这依旧是制约器官移植事业发展的主要原因。

各级主管部门、医院以及媒体正在加大对器官捐献工作的投入,在全社会范围内做最广泛的宣传和动员,让"人人为我,我为人人"的器官捐献理念深入人心,让"捐献器官是延续自己生命、挽救他人生命的大爱之举"成为一种风尚,推动人们自觉奉献。如何提升公众对器官捐献的关注和认可、科学合理地扩大供体来源、正确评估和放宽供者是未来器官移植领域的研究热点。

三、专业知识

(一) 尿毒症的概念

急、慢性肾衰竭的终末期,由于肾单位大量破坏,导致代谢终末产物和毒性物质在体内大量潴留,并伴有水、电解质和酸碱平衡的严重紊乱以及某些内分泌功能失调,从而引起一系列自体中毒症状的综合征,称为尿毒症(uremia)。尿毒症即终末期肾病(end stage renal disease,ESRD)。

(二) 常见的几种尿毒症毒素

尿毒症毒素(uremia toxin)是指终末期肾病时体内潴留并具有毒性作用的物质,包括机体正常的代谢产物、正常的生理活性物质以及外源性毒物,如尿素、肌酐、尿酸、胍类、酚类、胺类、甲状旁腺激素、生长激素、胰高血糖素、胰岛素和胃泌素等。其中甲基胍是目前已知毒性最强的小分子物质。

(三) 尿毒症的功能代谢变化及防治

尿毒症可导致机体代谢紊乱以及神经系统、心血管系统、呼吸系统、消化系统、内分泌系统及免疫系统等多系统功能障碍。

尿毒症患者需依靠透析治疗维持部分肾功能。而同种异体肾移植是终末期肾病最根本的治疗方法。

四、融入的人文思政元素

(一) 提高参与意识,促进我国器官捐献事业蓬勃发展

通过介绍我国器官移植的现状、器官捐献的发展历程以及制约因素等内容,学生可

了解肾移植是终末期肾病最有效的治疗手段,但供体器官短缺始终是临床移植手术开展的掣肘因素。虽然在社会各界的努力下,我国器官捐献事业蓬勃发展,自愿、无偿捐助的志愿者越来越多,但还远远不能满足苦苦等待器官移植的患者的需求。由此启发学生思考:当一个生命面临无法挽回的逝去时,你是否愿意托起另一个在绝望中挣扎的生命,让其获得再生的力量?引导学生理解器官捐献是赠予他人生命、延续自我生命的伟大举措,也是医疗卫生行业中最能体现人文精神的存在。

融入:我国肾移植发展的现状。

(二) 医务工作者肩负健康宣教的社会责任

医学生首先应充分认识器官捐献的重要意义,增强器官捐献的参与意识,从我做起,无偿捐助,发扬人道、博爱、奉献的志愿精神;同时加强对公众的宣传和动员,共同促进我国器官捐献与移植事业的发展,让生命得以延续,让大爱永存。

融入:肾移植是治疗尿毒症(终末期肾病)的根本手段,肾源不足是其严重制约因素。

(吕 雷)

主要参考文献

[1] 陈灏珠,林果为,王吉耀.实用内科学[M].北京:人民卫生出版社,2013.

[2] 王建枝,钱睿哲.病理生理学[M].9版.北京:人民卫生出版社,2018.

[3] 游翀.大病医保实施效果分析[J].中国人力资源社会保障,2018(6):32-34.

[4] 朱大年,王庭槐.生理学[M].北京:人民卫生出版社,2013.

[5] THOMAS M E, BLAINE C, DAWNAY A, et al. The definition of acute kidney injury and its use in practice [J]. Kidney Int, 2015, 87(1): 62-73.

[6] YANG L, XING G L, WANG L, et al. Acute kidney injury in China: a cross-sectional survey [J]. Lancet, 2015, 386(10002): 1465-1471.

图书在版编目(CIP)数据

病理生理学思政案例集/王新红,孟丹主编. —上海:复旦大学出版社,2023.3
复旦大学医学课程思政系列教材
ISBN 978-7-309-16223-3

Ⅰ.①病… Ⅱ.①王…②孟… Ⅲ.①医学院校-思想政治教育-案例-中国-高等学校-教材
Ⅳ.①G641

中国版本图书馆CIP数据核字(2022)第098745号

病理生理学思政案例集
王新红 孟 丹 主编
责任编辑/张 怡

复旦大学出版社有限公司出版发行
上海市国权路579号 邮编:200433
网址:fupnet@fudanpress.com http://www.fudanpress.com
门市零售:86-21-65102580 团体订购:86-21-65104505
出版部电话:86-21-65642845
上海丽佳制版印刷有限公司

开本 787×1092 1/16 印张 12 字数 249 千
2023年3月第1版
2023年3月第1版第1次印刷

ISBN 978-7-309-16223-3/G·2371
定价:68.00元

如有印装质量问题,请向复旦大学出版社有限公司出版部调换。
版权所有 侵权必究